科学饮食，
拒绝小胖墩儿

李珈贤 陈治锟 / 主编

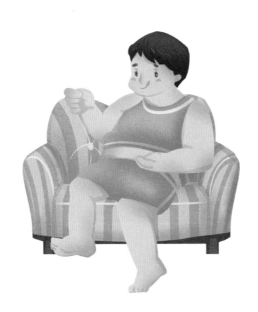

吉林科学技术出版社

图书在版编目（CIP）数据

科学饮食，拒绝小胖墩儿 / 李珈贤，陈治锟主编
-- 长春：吉林科学技术出版社，2023.7
ISBN 978-7-5578-9155-8

Ⅰ. ①科… Ⅱ. ①李… ②陈… Ⅲ. ①儿童－营养学
Ⅳ. ①R153.2

中国版本图书馆CIP数据核字(2021)第278035号

科学饮食，拒绝小胖墩儿

KEXUE YINSHI，JUJUE XIAOPANGDUN'ER

主　　编	李珈贤　陈治锟					
编　　委	宋兵兵	邓红燕	胡珂宁	季美旭	贾海燕	李柏瑢
	廉海成	刘晓群	刘肖斌	吕林桦	潘奕辰	王不凡
	王　威	王昭彦	魏妮莎	吴彩霞	邢云卿	杨　可
	杨小琳	余　琪	张宏宇	张玲玲	张美丽	张洺嘉

出 版 人　宛　霞
责任编辑　赵　兵
封面设计　深圳市弘艺文化运营有限公司
制　　版　深圳市弘艺文化运营有限公司
幅面尺寸　170 mm×240 mm
开　　本　16
印　　张　12
字　　数　182千字
页　　数　192
印　　数　1—7 000册
版　　次　2023年7月第1版
印　　次　2023年7月第1次印刷

出　　版　吉林科学技术出版社
发　　行　吉林科学技术出版社
地　　址　长春市福祉大路5788号出版大厦A座
邮　　编　130118
发行部电话/传真　0431-81629529　81629530　81629531
　　　　　　　　　　　　　　　81629532　81629533　81629534
储运部电话　0431-86059116
编辑部电话　0431-81629380
印　　刷　长春百花彩印有限公司

书　　号　ISBN 978-7-5578-9155-8
定　　价　49.80元

PREFACE 序言

随着社会经济水平及人们生活质量的不断提高，我国的肥胖儿童越来越多。有的家长对此并不在意，认为孩子长大后自然就会瘦下来。其实不然，儿童阶段是生长发育的关键时期，其健康状况与成人阶段的健康状况有直接关系。长期肥胖的儿童在成年后，患上高血压、血脂异常、肿瘤、糖尿病、心脑血管病等的概率也更大。

肥胖是一种慢性代谢性疾病，多因过多摄入食物或缺乏运动而引起。肥胖不仅会影响儿童的身体健康，还会影响儿童青春期的心理健康，以及行为能力、认知能力和智力的发展。所以，"小胖墩儿"已经不再是健康、可爱、呆萌的象征，而是危险的代名词。那么，怎样才能避免儿童肥胖？已经超重或者肥胖的儿童还能瘦回去吗？毫无疑问，科学、合理的饮食是保证儿童健康的关键，而且儿童时期养成良好的饮食习惯可使人受益一生。

本书包括五部分内容：第一部分介绍儿童肥胖的类型、原因和危害；第二部分介绍科学合理的儿童饮食及常见的饮食误区；第三部分介绍好吃不长胖的食谱；第四部分介绍肥胖的儿童如何减肥；第五部分介绍适合儿童保持理想体重的科学运动方法。本书将从饮食、运动、生活习惯等多个方面帮助孩子控制体重。

CONTENTS 目录

PART 1

解密"小胖墩儿"，还孩子健康状态

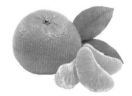

PART 2

合理饮食，科学减肥

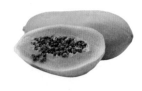

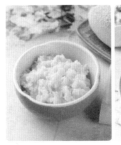
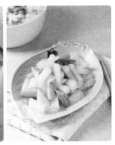

PART 3

好吃不长胖的食材，可以这样吃

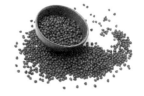

PART 4

营养师一问一答

PART 5

科学运动，保持理想体重

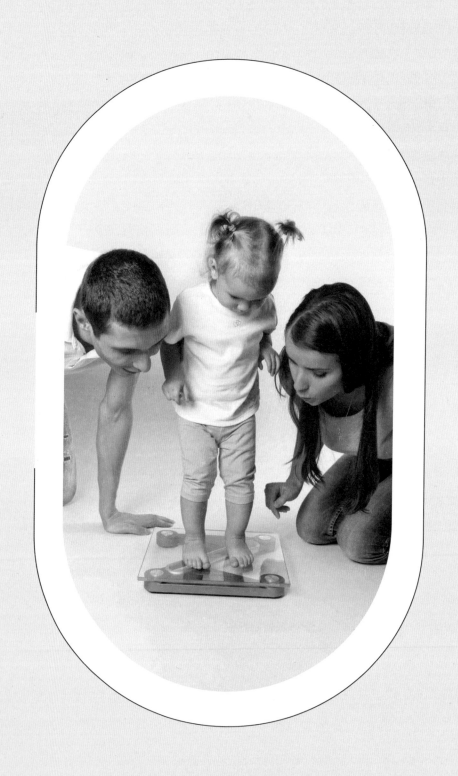

PART 1
解密"小胖墩儿"，
还孩子健康状态

　　很多家长认为，孩子胖点儿是好事，孩子小时候胖点儿，以后才能长高长壮，结果错失了预防孩子肥胖的最佳时机。"小胖墩儿"虽然看上去很可爱，但是烦恼多、健康隐患大。肥胖不仅会影响孩子的日常生活，还会引发各种疾病。爱孩子，就要给他健康的未来，快来帮助他控制体重吧！

儿童 肥胖 的判断

体质指数计算公式

体质指数（BMI）＝体重（kg）/[身高（m）]²

这个指数是目前评价营养状况最常用的方法之一。中国学龄儿童及青少年超重、肥胖筛查体质指数分类标准详见表1-1。

表 1-1 中国学龄儿童及青少年超重、肥胖筛查体质指数分类标准

年龄（岁）	男		女	
	超重 / kg	肥胖 / kg	超重 / kg	肥胖 / kg
6	16.4	17.7	16.2	17.5
7	17.4	19.2	17.2	18.9
8	18.1	20.3	18.1	19.9
9	18.9	21.4	19.0	21.0
10	19.6	22.5	20.0	22.1
11	20.3	23.6	21.1	23.3
12	21.0	24.7	21.9	24.5
13	21.9	25.7	22.6	25.6
14	22.6	26.4	23.0	26.3
15	23.1	26.9	23.4	26.9
16	23.5	27.4	23.7	27.4
17	23.8	27.8	23.8	27.7
18	24.0	28.0	24.0	28.0

数据来源：《中国肥胖预防和控制蓝皮书》，中国营养学会，2019。

儿童体重正常增长速度

婴儿期是儿童身体发育的第一个生长高峰。

3月龄时，儿童体重会增加到出生体重的2倍左右；12月龄时，儿童的体重会增加到出生体重的3倍左右。

1岁以后，儿童体重的增加速度会减慢，全年增加2.5~3.0千克，平均每月增加0.25千克。

2岁时，儿童的体重约为12千克，为出生体重的4倍；2岁后，儿童体重的增加速度变慢。

对于1~5岁的儿童，家长可以参考以下计算公式来判断其体重增长是否正常：

标准体重（千克）＝8＋年龄×2。

少年时期可分为学龄期（6~12岁）和青春期（13~18岁）。学龄期儿童的体重每年可增加2~2.5千克，青春期儿童的体重每年可增加4~5千克。

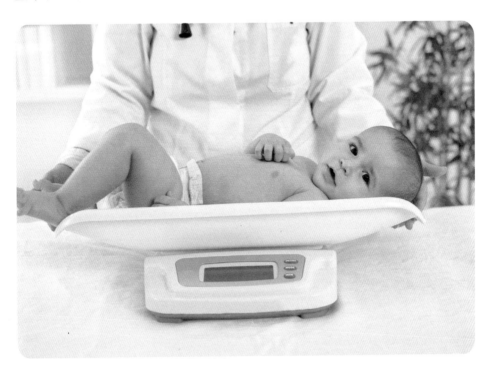

为什么儿童会 肥胖

引起儿童肥胖的因素有很多，有先天因素，也有后天因素。而即使是先天因素引起的儿童肥胖，也可以通过对饮食、运动、生活作息的调整来改善。

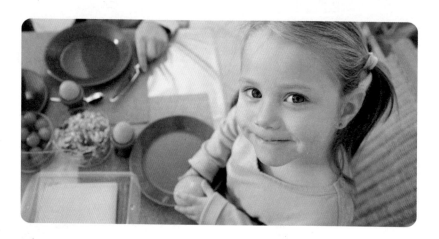

饮食不当

具有以下饮食习惯的儿童容易出现肥胖问题

1. 喜欢吃高脂肪食物，如炸猪排、炸鸡腿、炸薯条等，不喜欢吃素菜。

2. 喜欢吃甜食，如巧克力、糖果等，对口味清淡的食物不太感兴趣。

3. 进餐时狼吞虎咽，吃饭速度快，每次吃饭都要吃到很饱才罢休。

4. 不吃早餐，而且大多有晚上睡觉前吃东西的习惯。

在日常生活中，家长一定要留意孩子的进食行为，不要让孩子吃一些对身体有害的食物；在给孩子提供食物的时候，一定要注意分量，毕竟孩子的消化系统尚未完全成熟，消化能力弱，给孩子吃太多不利于孩子的发育。此外，家长要让孩子养成良好的生活习惯，保证充足的睡眠，让孩子在该吃饭的时候吃饭，在该运动的时候运动。

遗传因素

肥胖具有遗传性质，如果父母中有一方肥胖，孩子肥胖的可能性为40%左右；如果父母双方均肥胖，孩子肥胖的可能性会增加到70%~80%。基因比较容易因受到外界的刺激而发生变化，即不良的生活方式也会在遗传物质上刻下印记。此外，孩子会因受到父母不良的生活方式的影响而加重肥胖。

运动量少

缺乏适量的运动和体育锻炼也是导致儿童肥胖的重要因素。运动太少，易导致体重增长，而体重增长的人更不爱运动，从而形成了恶性循环。

肥胖儿童通常不爱运动，常处于躺着、坐着等一些舒适静止的状态，对运动感到排斥和为难。比如，他们喜欢玩游戏机或电脑，喜欢看电视，特别是对自己喜爱的节目可以长时间观看，不易受到外界的干扰。

内分泌因素

儿童肥胖和内分泌异常也有一定的关联性。儿童长期饮食不当、缺乏运动、作息不规律会引起内分泌异常；进入青春期后也会因为发育异常而出现肥胖症状。

心理因素

心理因素在儿童肥胖的发生发展中也起到重要作用。如父母离异、丧父或者丧母、被虐待、被溺爱等都可诱发儿童的胆小、自卑等心理，其外在表现为不合群或以进食自娱，从而导致肥胖。

肥胖 给儿童带来的危害

在传统观念中，孩子胖点儿没什么，胖就是健康，胖是"福"的象征。其实这是错误的观念。儿童时期的肥胖不仅会影响孩子的身体发育，还是造成成人期肥胖症、高血压、冠心病、糖尿病等疾病的主要因素，会给健康带来许多潜在危害。

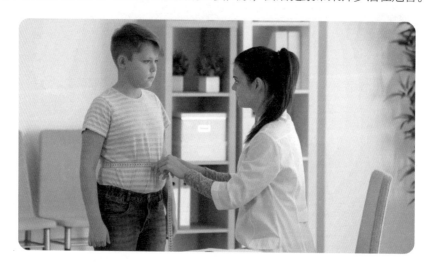

引发呼吸道疾病

相对于一般孩子来说，肥胖儿童患呼吸道疾病的概率会更大。以重度肥胖儿童为例，由于其咽部和胸腹部脂肪较多，他们正常的呼吸功能必然受阻，肺活量和肺总量降低，气流受限，容易发生缺氧症状。在此情况下，儿童一旦患上呼吸道疾病，如呼吸道感染，就需要接受长期治疗。

肥胖还会引起儿童的免疫功能紊乱，增加哮喘等过敏性疾病的发生率。

损害心脏功能

肥胖儿童的运动能力一般都比较差，那些常常被教师和家长看作"懒"的行为，其实往往是其心脏功能降低的表现。在年龄、身高等相同的条件下，肥胖儿童的心脏需要加快血液循环和输送足够多的氧气等来满足身体的需要，这就增加了心脏的负担。心脏长时间超负荷工作，必然会导致其功能的下降。

但是肥胖对心脏的影响并不是一旦产生就无法挽回的。在开始的时候，因肥胖而导致的心脏功能下降是可逆的，也就是说，在开始的时候，如果肥胖被控制住，心脏的负担就会减轻，心脏功能也会恢复正常。反之，如果肥胖一直得不到控制，等心脏出现心室肥大等器官病变时，心脏的功能就再也无法恢复正常了。

出现高血压、高血脂的病症

高血压、高血脂是与肥胖密不可分的病症，肥胖的人极易患上高血压和高血脂，儿童也不例外。身体越肥胖，血脂含量就越高，血压也会越高。此外，肥胖人群血液中的胆固醇、三酰甘油、同型半胱氨酸等浓度会比一般人高，如果长久持续这种状况，就很容易患上冠心病。

增加糖尿病的发生率

持续的高血糖会使身体产生大量的胰岛素，直到胰岛功能丧失，所以持续肥胖的儿童将来患上糖尿病的可能性很大。为避免将来患上糖尿病，家长和孩子要保持良好的饮食习惯，多运动，远离肥胖。

引发心理创伤

除了造成身体上的伤害之外，肥胖也会对儿童造成心理上的伤害。而且心理上的创伤往往要比身体上的损伤更难治愈，因为心理创伤会对儿童的性格、气质、为人处世方式的形成产生重大影响。例如，因为肥胖而招致其他小朋友的歧视，会在孩子心里留下难以磨灭的创伤。

出现性早熟

肥胖儿童的脂肪组织过多，可增加甲状腺激素中FT3（血清游离三碘甲状腺原氨酸）的浓度，FT3具有促进组织分化、生长与发育成熟的作用。另外，过多的脂肪可以产生更多的芳香化酶，使雄激素转化为雌激素，而大量的雌激素直接作用于生长板，会加速骨骼的生长和生长板钙化闭合。综合作用下，肥胖儿童在发育过程中会出现骨龄超前和性发育提前的问题，进而使成年后身高受损。

影响性功能

体重严重超标的儿童，由于身体脂肪的堆积，会出现内分泌失调、脑垂体脂肪化及生殖系统发育异常的等问题。肥胖男性儿童阴囊里面过多的脂肪会影响散热，导致生精能力下降；同时，肥胖还会增加男性儿童在成年后患前列腺癌的风险，并导致雄激素水平较低、雌激素水平较高，引起性功能和精液质量的下降。肥胖女性儿童则更容易出现多囊卵巢综合征、月经失调，这会影响其成年后的生育能力和卵细胞质量。研究表明，肥胖女性发生无排卵性不孕和流产的风险较大。

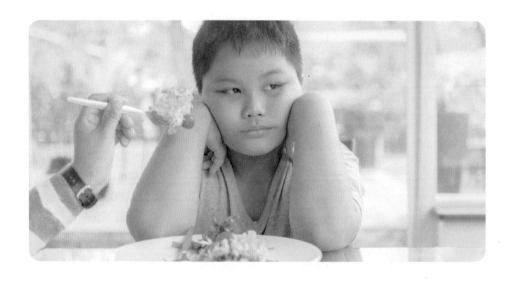

如何 预防 儿童单纯性肥胖

肥胖大体上可以分为单纯性肥胖与病理性肥胖两种。单纯性肥胖多是由家长的不良养育方式和孩子的不佳生活习惯所引起的；病理性肥胖主要是指由于某种疾病引起的肥胖。单纯性肥胖与病理性肥胖是可以相互转化的。不论孩子属于哪种肥胖，家长都应该积极寻求专业帮助，辨别肥胖的原因，尽早干预。

儿童单纯性肥胖占比在90%以上，通常不伴有明显的内分泌和代谢性疾病。其主要原因包括：孩子吃得过多，超过了代谢所需；孩子吃饭过快，又爱吃零食、快餐等高热量、高脂肪食品；孩子运动量过少；孩子睡眠不规律等。

儿童肥胖的治疗至今仍为世界性难题。其防治应以改变不健康的生活方式和习惯为主，从饮食和运动两个方面入手，避免药物减肥。

第一，饮食调整。由于孩子正处在生长发育的关键时期，家长要保证孩子摄入足够的营养以满足其身体正常发育的需要。家长要保证孩子在日常饮食中摄入足够的蛋白质，让孩子多吃一些新鲜蔬果、粗粮、豆制品等，少吃快餐、甜食等。此外，家长还要帮助孩子矫正不良的饮食行为，改变不合理的进餐习惯，避免晚餐吃得过晚、过饱，改变餐间吃零食和狼吞虎咽的习惯。

第二，合理运动。家长要在尊重孩子意愿的情况下，为孩子选择安全、有趣味性、便于长期坚持、能有效减少脂肪的运动项目。家长应每天监督孩子完成一定时间的体力活动（累计1~2小时）和减少久坐的时间（每次不应超过1小时）。

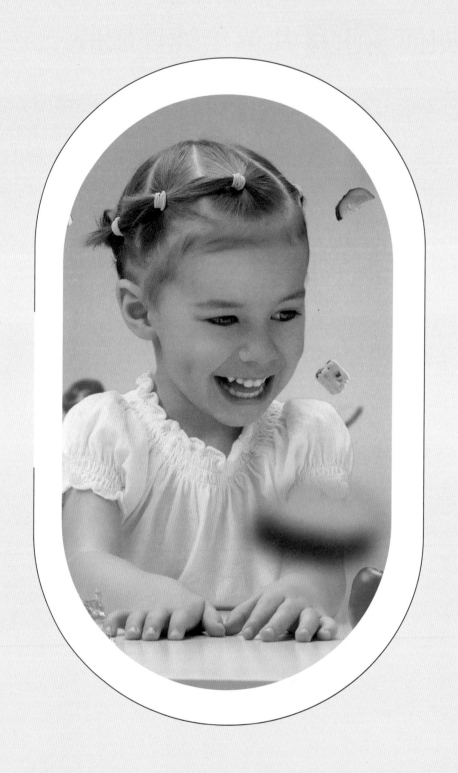

PART 2
合理饮食，科学减肥

　　预防儿童肥胖，要从合理饮食开始。进食只要七分饱，营养均衡，避免孩子出现挑食、偏食的情况，避免过度喂养，控制高热量食物的摄入，这些好的饮食习惯都有助于孩子维持正常体重和科学减肥。

平衡膳食，维持正常 体重

食物多样，谷类为主

儿童正处在生长发育阶段，新陈代谢旺盛，对各种营养素的需求量高于成人。满足儿童对各种营养素的需求不仅能保证他们正常的生长发育，也可为其成年后的健康打下良好的基础。所以，为儿童准备的膳食必须是由多种食物组成的平衡膳食。

谷类食物是人体热量的主要来源，也是我国传统膳食的主体，可为儿童提供碳水化合物、蛋白质、膳食纤维和B族维生素等营养成分。儿童的膳食应该以谷类食物为主，并适当注意粗粮和细粮的合理搭配。

营养均衡，三餐合理

为了让孩子获得足够的营养，很多家长总想让孩子多吃一些有益身体的食物，并认为孩子吃得越多，其身体吸收的营养就越多。但实际上，吃得多并不等于吃得健康，营养摄入过多也容易对孩子稚嫩的肠胃造成负担。

任何一种食物，无论是植物性的，还是动物性的，都不可能满足人体对各种营养素的需求。特别是成长中的孩子，每天都应该摄入包括谷薯类的主食、蛋肉奶豆类的副食，以及蔬菜、水果等多种食物，以满足身体对碳水化合物、蛋白质、维生素、矿物质及其他营养素的需求。家长可以把这些食物进行科学搭配，通过主副、粗细、荤素、干湿的组合，将不同的营养素均衡分布于孩子的一日三餐及加餐中，让孩子获得合理的营养。

适量食用鱼、肉、蛋等动物性食物

鱼、肉、蛋等动物性食物是优质蛋白质、脂溶性维生素和矿物质的良好来源。动物蛋白的氨基酸组成更能满足人体需求，且赖氨酸含量较高有利于补充植物蛋白中赖氨酸的不足。肉类中铁的含量较高；鱼类（特别是海产鱼）所含的不饱和脂肪酸有利于儿童神经系统的发育；动物肝脏不仅富含维生素A，还富含维生素B_2、叶酸等。儿童可适量食用以上种类的食物。

矿物质、维生素不可缺少

矿物质与维生素虽然体积微小，但对正处于快速成长阶段的孩子的帮助可不小：矿物质参与构成人体组织结构，维生素是维持人体正常生理功能的重要物质。家长可多为孩子准备一些富含矿物质与维生素的食物，如动物肝脏、动物血、黑木耳、大枣、花生、玉米、鸡蛋、海带、新鲜蔬果等。

适当加餐，正确选择零食

儿童的胃容量小，肝脏中糖原储存量少，自身又活泼好动，容易饥饿。家长应当通过适当增加进食次数来适应儿童消化功能的特点，如坚持一日"三餐两点"，既能保证孩子的营养需求，又不会增加孩子的肠胃负担。在一般情况下，三餐热量分配中，早餐提供的热量约占一日热量的30%（包括上午10点的加餐），午餐提供的热量约占一日热量的40%（含下午3点的加餐），晚餐提供的热量约占一日热量的30%。

零食是儿童饮食中的重要组成部分，家长应科学对待零食、合理选择零食。在零食的选择上，家长应多选用营养丰富的食物，如乳制品（液态奶、酸奶、奶酪等）、鸡蛋、豆腐或豆浆、坚果，以及各种新鲜蔬果等；少选用油炸食品、烧烤类食品、水果罐头、膨化食品、糖果、甜点等。

合理摄入热量

热量是维持人体各种生理功能的重要因素，主要来自于食物中的三大产能营养素，即蛋白质、脂肪和碳水化合物。这些营养素在人体内氧化，从而产生热量。每克蛋白质会产生约16.7千焦的热量，每克脂肪会产生约37.7千焦的热量，每克碳水化合物会产生约16.7千焦的热量。对儿童来说，热量主要用于维持基础代谢、体力活动、食物热效应、生长发育等。

所谓基础代谢，是指人体在安静的状态下维持体温、肌张力、心跳、呼吸、血压、器官活动、腺体分泌等生命活动所需要的热量。不同年龄轻体力劳动者的热量需要量如表2-1所示。儿童由于基础代谢率比成人高，因此所需热量也相对较多。一般来说，每增加1克体重，需要多摄入20千焦的热量。如果膳食热量供给不足，儿童的生长发育就会迟缓，甚至停顿。同时，儿童活动越剧烈、持续时间越长，所消耗的热量也就越多。儿童每日所需热量由三大营养素提供，这三大营养素的适宜比例为蛋白质占10%~15%、脂肪占20%~30%、碳水化合物占50%~65%。热量供给不足，可导致儿童生长发育迟缓、体重减轻；热量供给过多，又可能导致儿童肥胖。

表 2-1 不同年龄轻体力劳动者的热量需要量

人群分类	幼儿		儿童			成人		老年人
	2~3岁	4~6岁	7~10岁	11~13岁	14~17岁	18~49岁	50~64岁	65岁以上
热量需要量范围 / (kcal·d⁻¹)	1000~1250	1200~1400	1350~1800	1800~2050	2000~2500	1800~2250	1750~2100	1500~2050

数据来源：《中国居民膳食指南（2022版）》。

注：1kcal ≈ 4.2kJ。

培养良好的饮食习惯

　　儿童模仿能力强，易受外界影响，也易出现饮食不规律、饮食过量等行为。受冷受热、患病或情绪不安等都可能影响他们的消化功能，使其出现厌食、偏食等不良饮食行为。家长要特别注意培养儿童良好的饮食习惯。

　　学龄前期是培养儿童良好饮食习惯的重要时期。家长在帮助学龄前儿童养成良好的饮食习惯时，需要注意以下几个方面。

　　①合理安排饮食，一日三餐之间加1~2次点心，定时、定点、定量。

　　②饭前拒绝任何零食和饮料。

　　③饭前洗手，饭后漱口，饭前不做剧烈运动。

　　④让孩子养成自己使用筷、匙吃饭的习惯，既可增加孩子对进食的兴趣，又可培养孩子的自信心和独立能力。

　　⑤吃饭时要专心，不边看电视边吃饭或边玩边吃饭。

　　⑥不要一次给孩子盛太多饭菜，以免孩子养成剩菜、剩饭的习惯。

　　⑦让孩子细嚼慢咽，但也不能拖延时间，最好能在30分钟内吃完；不要急于求成，不强迫孩子吃不喜欢的食物，以免加深孩子对这些食物的厌恶感。

　　⑧不要吃一口饭喝一口水，或经常吃汤泡饭，以免稀释消化液，影响孩子的消化功能与吸收功能。

⑨不挑食、不偏食，允许孩子在一定范围内选择食物。

⑩不把食物作为奖励，以免孩子对某种食物产生偏好。

孩子良好饮食习惯的养成有赖于家长和看护人的共同努力。家长和看护人应以身作则、言传身教，帮助孩子从小养成良好的饮食习惯。学龄前儿童对外界充满好奇，进餐时易被分散注意力。这时，家长和看护人不应过分焦急，更不能采用威逼利诱等方式，防止孩子养成拒食的不良习惯。此外，由于孩子右侧支气管比较垂直，家长和看护人要尽量避免给他们吃花生米、干豆等食物，以防堵塞气管，造成危险。这一时期，孩子的20颗乳牙出齐，但恒牙正在牙槽骨中发育，等待萌出。因此，家长和看护人要供给充足的钙、维生素D等营养素，以保障牙齿的健康；要教育孩子注意口腔卫生，少吃糖果等甜食，饭后漱口，睡前刷牙，预防龋齿。

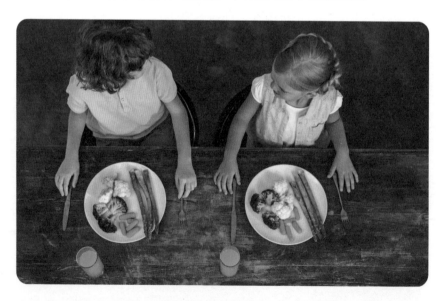

每日所需的 各类食物

　　每个孩子的食量会根据其成长速度、每日活动量和体质等不同而有所差别，所以，家长要保证他们每天都能吃到多样化的食物。

谷类

　　谷类食物不仅含有帮助消化的膳食纤维和提供热量的碳水化合物，还含有丰富的B族维生素。谷类食物分为全谷物和精制谷物。所有谷类的谷粒都有三个部分——胚乳、胚芽和谷皮，在制作的过程中不除去胚芽和谷皮的谷物，就是全谷物，如糙米、荞麦、燕麦、玉米等。精制谷物是指谷物在加工过程中被去除了胚芽和谷皮，如白面包、面条、米饭和饼干等食品的原料。由于谷类中的维生素、矿物质、纤维素及油脂多存在于谷皮和胚芽中，因此家长给孩子吃的谷物不应全部为精制谷物。

蔬菜

　　蔬菜富含膳食纤维、维生素C、维生素A等植物活性物质。此外，大多数蔬菜还含有抗氧化物质，能降低患癌症和心脏病的风险。家长要注重蔬菜品种、颜色和口味的变化，鼓励孩子多吃蔬菜。蔬菜根据颜色深浅，可以分为深色蔬菜和浅色蔬菜。深色蔬菜是指深绿色、红色、橘红色、紫红色蔬菜，它们往往富含胡萝卜素，是维生素A的主要来源，其营养价值一般优于浅色蔬菜。深色蔬菜还含有其他多种色素物质和芳香物质，可以促进食欲。常见的深绿色蔬菜有菠菜、油菜、芹菜、空心菜、西蓝花等，常见的红色、橘红色蔬菜包括西红柿、胡萝卜、南瓜等，常见的紫红色蔬菜有红苋菜、紫甘蓝等。

水果

　　水果能为人们提供大量水分、膳食纤维、维生素C、维生素A和钾，还能补充蔬菜摄入的不足。水果中的碳水化合物、有机酸和芳香物质比新鲜蔬菜多，而且食用时不用加热，其营养成分不受烹调因素的影响。需要注意的是，不能用果汁代替水果，因为果汁是水果经压榨去掉残渣制成的，这些加工过程会损失掉水果中一部分维生素C、膳食纤维等营养成分。另外，果汁中的果糖含量较高，过量摄入还容易诱发肥胖等疾病。

奶类

　　多数奶制品都富含能够强化牙齿和骨骼的钙质，是孩子最理想的钙源。每天喝300~500毫升牛奶，就能保证孩子的钙摄入量达到适宜水平。奶制品还是很好的蛋白质来源，但需要注意的是，液态奶因为水分含量高，蛋白质含量只有3%左右。如果孩子已经发胖，每天喝的奶量又很多，家长就需要给孩子控制奶量。牛奶虽好，可不能贪杯!

肉类和豆类

　　这两类食物和鱼类、蛋类、坚果都富含蛋白质，能为孩子提供铁、锌和部分B族维生素。我国农村还有相当数量的孩子对这些营养的平均摄入量很低，但大城市部分孩子的膳食中优质蛋白的比例已满足需要甚至过多。如果孩子爱吃猪肉，家长可以为其调整肉食结构，适当增加鱼类、禽类，推荐每日摄入量为30~50克，而且最好经常变换种类。豆类食物富含蛋白质和多种不饱和脂肪酸等，营养价值很高，家长可以选择大豆制品如豆腐、豆浆等给孩子吃。

中国学龄前儿童平衡 膳食宝塔

中国学龄前儿童平衡膳食宝塔（以下简称"膳食宝塔"）其实是将平衡膳食的原则具象化为各类食物的质量，便于家长在日常生活中实际运用。膳食宝塔共分为五层，显示着孩子每天应吃的主要食物种类；膳食宝塔各层的位置和面积不同，在一定程度上反映出各类食物在膳食中的地位和应占的比例。膳食宝塔中建议的各类食物摄入量都是指食物可食用部分的质量；各类食物的质量不是指某一种具体食物的质量，而是一类食物的质量。

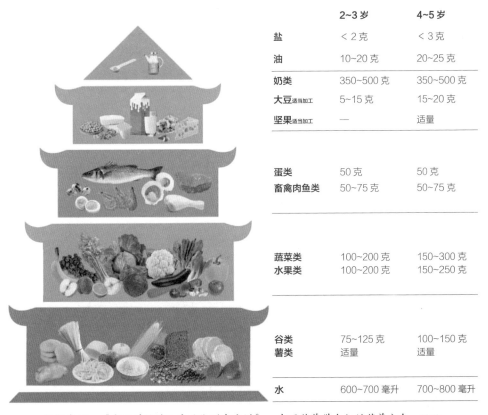

	2~3 岁	4~5 岁
盐	＜2 克	＜3 克
油	10~20 克	20~25 克
奶类	350~500 克	350~500 克
大豆 适当加工	5~15 克	15~20 克
坚果 适当加工	—	适量
蛋类	50 克	50 克
畜禽肉鱼类	50~75 克	50~75 克
蔬菜类	100~200 克	150~300 克
水果类	100~200 克	150~250 克
谷类	75~125 克	100~150 克
薯类	适量	适量
水	600~700 毫升	700~800 毫升

数据来源：《中国学龄前儿童平衡膳食宝塔》，中国营养学会妇幼营养分会，2022。

活用食物 交换份 ，摄入适当的热量

家长在应用膳食宝塔时还需要注意以下原则。

第一，确定适合孩子的热量水平。膳食宝塔中建议的儿童食物摄入量适合一般健康的儿童，而在实际应用时，家长应根据孩子的具体年龄、性别、身高、体重等情况适当进行调整。

第二，食物同类互换，调配丰富膳食。吃多种多样的食物不仅是为了使饮食更加丰富多彩以满足口味，也是为了获得均衡的营养。每天都吃同样的饭菜，容易让人心生厌烦，营养丰富也就无从谈起了。膳食宝塔推荐的每一类食物中都有许多品种，这些品种所含的营养成分大体近似，在膳食中可以互相替换。

家长在应用膳食宝塔中的平衡膳食原则时应当把营养与美味结合起来，按照同类互换、多种多样的原则调配一日三餐。同类互换就是以粮换粮、以豆换豆、以肉换肉。例如，大米可与面粉或杂粮互换，相当量的馒头可以和等量的面条、烙饼、面包等互换，大豆可与等量的豆制品或杂豆互换，瘦猪肉可与等量的鸡肉、鸭肉、牛肉、羊肉、兔肉互换，鱼可与虾、蟹等水产品互换，牛奶可与羊奶、酸奶、奶粉、奶酪等互换。

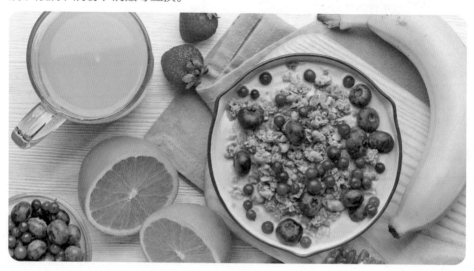

多种多样就是选用品种、形态、颜色、口感多样的食物，并且变换烹调方法。例如，每日同样的50克豆类及豆制品，如果掌握了同类互换、多种多样的原则，就可以变换出数十种吃法：可以全量互换，全换成相当量的豆浆和豆干，今天喝豆浆，明天吃豆干；也可以分量互换，如1/3换豆浆、1/3换腐竹、1/3换豆腐，早餐喝豆浆，中餐吃凉拌腐竹，晚餐喝酸辣豆腐汤。

第三，因地制宜，充分利用资源。由于我国幅员辽阔，各地的饮食习惯及物产不尽相同，家长只有因地制宜地充分利用当地资源，才能有效地应用膳食宝塔。例如，牧区奶类资源丰富，可适当提高奶类摄入量；渔区可适当提高鱼类及其他水产品摄入量；农村则可利用山羊奶及花生、瓜子、核桃、榛子等资源。在某些情况下，由于地域、经济或物产所限而无法使用同类互换原则时，家长可以暂用豆类替代乳类、肉类，或用蛋类替代鱼、肉等动物性食物，不得已时也可以用花生、瓜子、榛子、核桃等干坚果替代鱼、肉、奶等动物性食物。

第四，养成习惯，长期坚持。膳食对健康的影响需要时间来呈现，所以只有培养良好的饮食习惯，并坚持不懈，才能充分体现其对健康的重大促进作用。

各类食品、每一种食物交换份中三大产能营养素的含量详见表2-2。

表2-2 每一交换份食品的产能营养素含量表

组别	食品类别	质量/g	热量/kcal	蛋白质/g	脂肪/g	碳水化合物/g	主要营养素
谷薯组	谷薯类	25	90	2	—	20	碳水化合物、膳食纤维
蔬菜组	蔬果类	500	90	5	—	17	矿物质、维生素、膳食纤维
	水果类	200	90	1	—	21	
肉蛋组	大豆类	25	90	9	4	4	蛋白质
	奶类	160	90	5	5	6	
	肉蛋类	50	90	9	6		
油脂组	坚果类	15	90	4	7	2	脂肪
	油脂类	10	90	—	10	—	

注：食品交换份分为四大组（八小类），表中列出了有关名称和三大产能营养素。

同类食品的热量等值交换份表，详见表2-3至表2-9。

表 2-3 谷薯类食品的热量等值交换份表

食品名称	质量 / g	食品名称	质量 / g
大米、小米、糯米、薏米	25	干粉条、干莲子	25
高粱米、玉米糁	25	油条、油饼、苏打饼干	25
面粉、米粉、玉米面	25	烧饼、烙饼、馒头	35
混合面	25	咸面包、窝窝头	35
燕麦片、莜麦面	25	生面条、魔芋生面条	·35
荞麦面、苦荞面	25	土豆	100
各种挂面、龙须面	25	湿粉皮	150
通心粉	25	鲜玉米（1个，带棒心）	200
绿豆、红豆、芸豆、干豌豆	25		

注：每份谷薯类食品提供蛋白质5克、碳水化合物20克、热量90千卡。根茎类一律以净食部分计算。

表 2-4 蔬菜类食品的热量等值交换份表

食品名称	质量 / g	食品名称	质量 / g
大白菜、卷心菜、菠菜、油菜	500	白萝卜、青椒、茭白、冬笋	400
韭菜、茴香、茼蒿	500	倭瓜、南瓜、菜花	350
芹菜、苤蓝、莴笋	500	鲜豇豆、扁豆、洋葱、蒜苗	250
西葫芦、西红柿、冬瓜、苦瓜	500	胡萝卜	200
黄瓜、茄子、丝瓜	500	山药、荸荠、藕、凉薯	150
芥蓝、瓢菜	500	茨菇、芋头	100
蕹菜、苋菜、龙须菜	500	百合	100
鲜豆芽、鲜蘑、水浸海带	500	毛豆、鲜豌豆	70

注：每份蔬菜类食品提供蛋白质5克、碳水化合物17克、热量90千卡。每份蔬菜一律以净食部分计算。

表2-5 肉类、蛋类食品热量等值交换份表

食品名称	质量/g	食品名称	质量/g
熟火腿、香肠	20	鸡蛋（1大个带壳）	60
肥瘦猪肉	25	鸭蛋、松花蛋（1大个带壳）	60
熟叉烧肉（无糖）、午餐肉	35	鹌鹑蛋（6个带壳）	60
熟酱牛肉、熟酱鸭、大肉肠	35	鸡蛋清	150
瘦猪、牛、羊肉	50	带鱼	80
带骨排骨	50	草鱼、鲤鱼、甲鱼、比目鱼	80
鸭肉	50	大黄鱼、黑鲢、鲫鱼	80
鹅肉	50	对虾、青虾、鲜贝	80
兔肉	100	蟹肉、水发鱿鱼	100
鸡蛋粉	15	水发海参	350

注：每份肉类食品提供蛋白质9克、脂肪6克、热量90千卡。除蛋类为市品重量，其余一律为净食部分计算。

表2-6 大豆类食品热量等值交换份表

食品名称	质量/g	食品名称	质量/g
腐竹	20	北豆腐	100
大豆	25	南豆腐（嫩豆腐）	150
大豆粉	25	豆浆	400
油豆腐、豆腐丝、豆腐干	30		

注：每份大豆及其制品提供蛋白质9克、脂肪4克、碳水化合物4克、热量90千卡。

表 2-7 奶类食品热量等值交换份表

食品名称	质量 / g	食品名称	质量 / g
奶粉	20	牛奶	160
脱脂奶粉	25	羊奶	160
乳酪	25	无糖酸奶	130

注：每份奶类食品提供蛋白质5克、碳水化合物6克、热量90千卡。

表 2-8 水果类食品热量等值交换份表

食品名称	质量 / g	食品名称	质量 / g
柿子、香蕉、鲜荔枝	150	李子 杏	200
梨、桃、苹果	200	葡萄	200
橘子、橙子、柚子	200	草莓	300
猕猴桃	200	西瓜	500

注：每份水果提供蛋白质1克、碳水化合物21克、热量90千卡。每份水果一律以市品重量计算。

表 2-9 油脂类食品能量等值交换份表

食品名称	质量 / g	食品名称	质量 / g
花生油、香油（1汤匙）	10	猪油	10
玉米油、菜籽油（1汤匙）	10	牛油	10
豆油（1汤匙）	10	羊油	10
红花油（1汤匙）	10	黄油	10

注：每份油脂类食品提供脂肪10克、热量90千卡。

食物 "红绿灯"

　　儿童肥胖的危害非常大，家长要帮孩子从小预防肥胖，使用健康有效的控制体重的方法，在饮食方面多加注意。家长可以把食物分为红灯食物、黄灯食物、绿灯食物三种。红灯食物需要严格限制摄入，黄灯食物需要控制摄入量和摄入时间，绿灯食物多是健康食物，可促进身体健康，需要每天摄入。

红灯食物 （严格限制 摄入）	**高糖类**：糖果、甜巧克力、甜饮料、甜点、冰淇淋、炼乳、果酱等 **高脂肪类**：油炸食品（炸鸡、薯条，或用煎炸方法制作的菜肴等）、含油主食（酥饼、飞饼、葱油饼、油条、麻团、麻花等）、饼干、蛋糕、薯片、烹调油（各种炒菜油）、偏肥的肉类（五花肉、肥牛、肥羊等）、高脂加工肉类（中式香肠、灌肠、烤肠、培根等）、黄油、奶油、巧克力酱、高脂奶酪等
黄灯食物 （控制摄入量 和摄入时间）	**主食类**：炒饭、炒面、炒米粉、甜咸面包、年糕等由大米、玉米、面粉制成的主食（这类食物只能作为正餐，不能作为零食） **坚果类**：花生、瓜子、核桃、榛子、巴旦木、开心果、松子、碧根果等（每天限一小把），花生酱、芝麻酱等（每天限1勺） **奶类**：牛奶、酸奶等（每天限2杯） **肉鱼蛋类**：瘦肉、鱼虾、鸡蛋等（这类食物不宜油炸、油煎） **水果类**：西瓜、苹果、梨子、橘子、桃、草莓、橙子、菠萝、葡萄等（每天限400克）

绿灯食物 （每天摄入）	**蔬菜类**：各种不含淀粉的蔬菜（在少油烹调的前提下可不限量摄入） **主食类**：用来替代主食食用的蒸土豆、蒸藕、蒸芋头、煮荸荠等，血糖生成指数较低、膳食纤维较高的杂粮和杂豆（如果没有添加油、盐和糖，在正餐食用时可不限量，如用燕麦粥、红豆粥、八宝粥等替代米饭和馒头食用）

一日三餐这样吃

早餐	一定要吃好，可选择黄灯食物、绿灯食物，注意干稀搭配，如牛奶、鸡蛋、面包、豆浆、馒头、拌豆腐、蔬菜等
午餐	一定要吃饱，应以绿灯食物中的蔬菜为主，减少黄灯食物中的主食摄入量，佐以适量的黄灯食物和绿灯食物中的动物性食物，注意荤素搭配，荤素菜比例一般为1:2~1:3
晚餐	应控制主食量，以午餐主食量的1/2为准，以绿灯食物为主，不吃红灯食物

GI 与肥胖

血糖生成指数（Glycemic Index, GI），是反映进食某种食物引起人体血糖升高的指标，能体现食物经过消化吸收引起血糖变化的反应。GI是由人体试验而来的，指含50克可利用碳水化合物的食物和相当量的葡萄糖在一定时间（一般为2小时）体内血糖反应水平的百分比值，反映食物与葡萄糖相比升高血糖的速度和能力。通常把葡萄糖的血糖生成指数定为100，GI＜55的为低GI食物，GI在55~70的为中等GI食物，GI＞70的为高GI食物。

食物的GI易受多方面因素的影响，如食物中碳水化合物的类型、构成食物的物理性状和加工制作方式等。了解食物的GI，合理安排膳食，有利于调节和控制人体血糖水平、减轻体重。

高GI食物与肥胖、2型糖尿病和心血管疾病的发病率密切相关。高GI食物进入肠胃后，消化快、吸收率高、释放葡萄糖快，葡萄糖进入血液后的峰值高，刺激胰岛素分泌，容易导致肥胖。

低GI食物在肠胃中停留时间长、吸收率低、释放葡萄糖慢，葡萄糖进入血液后的峰值低、下降速度慢，有助于控制血糖。这类食物可以在较长一段时间内维持人体的饱腹感，不仅可使人体的饥饿感大大降低，还可使食物中的热量缓慢释放，对于改善糖代谢、促进毒素和粪便正常排出具有十分重要的意义，有助于控制体重、降脂减肥。

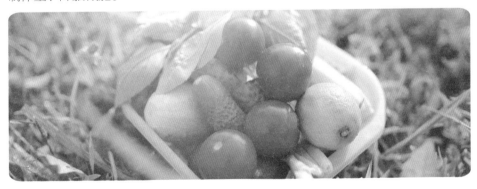

均衡摄取食物中的 营养素

　　儿童正处于身体发育的关键期，对各类营养素的需求大。营养素是维持生命、促进生长发育及进行活动的必要物质，儿童必须每天从食物中获取足够的营养素，以满足身体需要。本章节介绍的营养素包括碳水化合物、蛋白质、脂肪、维生素、矿物质。

碳水化合物

　　碳水化合物是人体必需的宏量营养素之一，是人类膳食热量的主要来源。它能帮助脂肪完成氧化，防止蛋白质流失；对维持神经系统的功能活动具有特殊作用。如果膳食中碳水化合物摄入不足，可导致热量摄入不足、体内蛋白质合成减少、身体生长发育迟缓、体重减轻；碳水化合物摄入过多，可导致热量摄入过多，造成脂肪积聚过多而肥胖。许多食物含有碳水化合物，如谷类、薯类、杂豆类（除大豆以外的其他豆类）等，当然，它们还含有其他营养成分，如蛋白质、无机盐、B族维生素及膳食纤维等。

　　学龄前儿童每日膳食中碳水化合物的热量应占总热量的50%~60%。谷类、薯类和杂豆类中的膳食纤维可促进肠道蠕动，防止便秘。在安排孩子的饮食时，家长应注意选用谷类、薯类和杂豆类。这样既能提供碳水化合物，又能补充其他营养素。

蛋白质

　　蛋白质由多种氨基酸组成，是构成细胞组织的主要成分，是人体生长发育的必需物质。儿童正处于生长发育的关键期，蛋白质的供给特别重要，家长应保证每天都为孩子提供足量的蛋白质。

除了保证膳食中具有足够的蛋白质以外，家长还要尽量使膳食蛋白质的必需氨基酸含量和比例适合孩子的需要，也就是说，还要注意孩子饮食中蛋白质的质量。这就要求在孩子的饮食中，动物性蛋白质和大豆类蛋白质的摄入量要占蛋白质总摄入量的50%（可从鲜奶、鸡蛋、肉、鱼、大豆制品等食物中摄取），其余所需的蛋白质可由谷类食物提供，如从粮食中获得。

脂肪

脂肪是一种人体必需的营养素。它主要供给人体热量，帮助吸收脂溶性维生素，构建人体各脏器、组织的细胞膜。如果膳食中缺乏脂肪，儿童往往会出现体重不增、食欲差、易感染、皮肤干燥等情况，甚至会出现脂溶性维生素缺乏症；但如果脂肪摄入过多，特别是饱和脂肪酸摄入过多，儿童体内的脂肪储存就会增多，导致肥胖。

脂肪的来源有动物油和植物油。植物油中的必需脂肪酸含量高、熔点低，常温下不凝固，容易消化吸收；动物油以饱和脂肪酸为主，胆固醇含量较高。学龄前儿童每日膳食中的脂肪摄入量应占总热量的30%~35%。这一范围内的脂肪摄入量不仅可以提供儿童身体所需的必需脂肪酸，而且有利于脂溶性维生素的吸收。

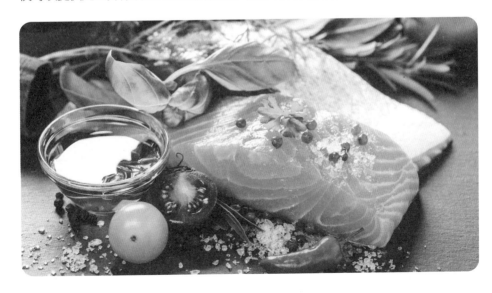

维生素

维生素是人体内含量很少的一类低分子有机物。它不能提供热量，一般也不作为人体构成成分，但对维持人体正常生理功能有着极其重要的作用。大部分维生素不能在人体内合成或合成量不足，必须依靠食物来提供。

○ 维生素A和胡萝卜素

维生素A最好的来源是动物肝脏、奶制品和蛋黄。深色蔬菜和水果（如胡萝卜、菠菜、杏、柿子等）中的胡萝卜素含量较多，可在人体内可转化成维生素A。维生素A是一种相对稳定的化合物，其特点是耐热、耐酸、耐碱，不溶于水，在油脂内稳定，故受一般烹饪方式的影响较小。维生素A能促进儿童的生长发育，保护上皮组织，预防眼结膜、口腔、鼻咽及呼吸道的干燥损害，增加抵抗呼吸道感染的能力，故家长在日常生活中应多为孩子准备动物肝脏、鱼肝油、奶类与蛋黄类食物。

○ 维生素D

维生素D主要存在于动物肝脏、蛋黄等食物中。人体每天不仅需要从鱼肝

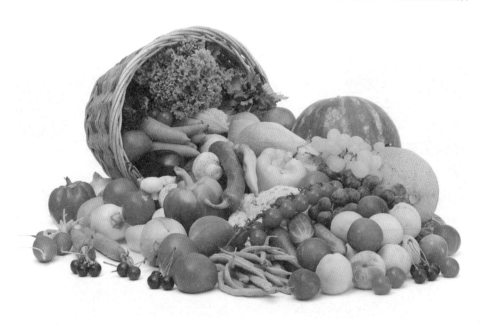

油、蛋黄、动物肝脏中摄入维生素D，还需要摄入足够的钙、磷、铁及碘、锌、铜等微量元素，以保证骨骼和肌肉的发育。植物中的麦角固醇和人体皮肤、脂肪组织中的7-脱氢胆固醇经紫外线照射，可形成维生素D。维生素D的主要生理功能为调节钙、磷代谢，促进钙的吸收，促进钙沉着于新骨形成部位。儿童如果缺乏维生素D，容易患佝偻病和手足抽搐症。儿童所需的维生素D可由食物提供，也可通过户外阳光照射产生。为了预防维生素D缺乏，家长应让孩子多晒太阳。

○ 维生素B1

维生素B1能促进儿童生长发育，加速肠胃蠕动，维持神经、肌肉，特别是心肌的正常功能。当缺乏维生素B1时，儿童会发育迟缓，出现神经炎、脚气病、肌肉运动功能减退、心慌气短、全身水肿、急性心力衰竭等症状。儿童需要每天从食物中获取维生素B1。谷物、坚果、豆类、瘦肉等都是维生素B1的良好来源，尤其是谷物的表皮。

○ 维生素B2

维生素B2对于氨基酸、脂肪、碳水化合物的生物氧化过程及热量代谢极为重要。当缺乏维生素B2时，儿童的生长发育会受阻，易患皮肤病、口角炎、唇炎等。儿童需要每天从食物中获取维生素B2，故家长在准备孩子的膳食时可多选择动物肝脏、奶类、蛋黄、绿叶蔬菜等。

○ 维生素B6

维生素B6对于维持细胞免疫功能、调节大脑兴奋性具有重要的作用。维生素B6可从白色肉类、动物肝脏、豆类、谷物、水果及蔬菜等食物中摄入。

○ 维生素C

维生素C具有氧化还原能力，参与多种生物效应。缺乏维生素C会引起坏血病、牙齿发育不良等。儿童可从山楂、橘子、柠檬、猕猴桃、西红柿、柿子椒等新鲜水果蔬菜中获取维生素C。

矿物质

○ 钙

钙是塑造骨骼和牙齿的主要物质，是人体含量最多的微量元素之一，其中99%的钙集中于骨骼和牙齿中。短暂的钙摄入不足、其他原因引起的钙减少，以及急性血钙降低、神经兴奋性过高可引发手足抽搐，甚至惊厥。长期钙摄入过低并伴有维生素D缺乏、日晒时间少，可引发生长发育迟缓、软骨结构异常、骨钙化不良，进而引起多处骨骼畸形、牙齿发育不良等。儿童正处于生长发育阶段，骨骼的增长最为迅速，在这一过程中需要大量的钙质。如果膳食中缺钙，儿童就会出现骨骼钙化不全的症状，如鸡胸、O形腿、X形腿等。在儿童日常膳食中，奶类、豆类含钙量高且易吸收，是儿童膳食钙的良好来源。儿童还可食用连皮带骨的小虾、小鱼等鱼贝类，以增加钙的摄入量。

○ 碘

人从形成受精卵开始至出生后2年，脑发育必须依赖甲状腺激素，而碘缺乏可使甲状腺激素分泌减少，导致不同程度的脑发育落后。儿童因生长发育快，对碘的需求较大，是碘缺乏的高危人群之一。碘缺乏会导致儿童出现身体、智力发

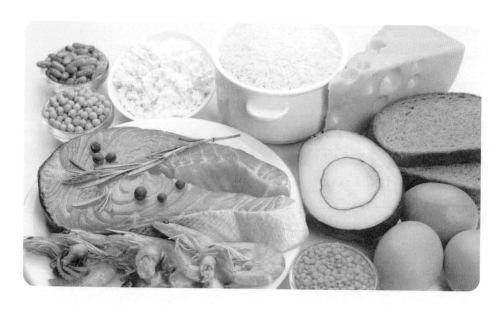

育障碍。使用碘强化食盐烹调的食物是碘的重要来源，含碘较高的食物主要是海产品，如海带、紫菜、海鱼、海虾、海贝类。儿童每周应至少吃一次海产品。

○ 铁

人体内的铁含量虽少，但肩负的任务却十分重要，它是血液运输战线上的主力。铁不但是构成血红蛋白、肌红蛋白的原料，而且是维持人体正常活动的一些重要酶的成分，与热量代谢的关系十分密切。铁缺乏和缺铁性贫血是学龄前儿童常见的营养问题。学龄前儿童缺乏铁有以下几个方面的原因：学龄前儿童生长发育快，需要的铁较多，每千克体重约需要1毫克的铁；学龄前儿童与成人不同，内源性可利用的铁较少，更多依赖含铁的食物补充；在学龄前儿童的膳食中，奶类食物仍占较大比例，其他富含铁的食物较少。动物性食物中的血红素铁吸收率一般在10%以上，如动物肝脏、动物血、瘦肉是铁的良好来源；膳食中丰富的维生素C可促进铁吸收；豆类、绿叶蔬菜、禽蛋类中的铁虽为非血红素铁，但含量较高。

○ 锌

锌是人体必需的微量元素之一，能维持人体正常的免疫功能。锌是人体内许多金属酶的组成成分和酶的激活剂，能够促进细胞正常分裂、生长和再生，对生长发育旺盛的儿童具有重要的营养价值。锌缺乏可引起食欲减退、味觉异常、发育迟缓、认知行为改变、智力发育减退、性功能发育不良、皮肤粗糙及色素增多、免疫功能降低等症状，缺锌人群还会出现吃墙土、吃纸等异食癖行为。锌的食物来源广泛，但不同食物中的锌含量和利用率差别很大，动物性食物的锌含量和生物利用率均高于植物性食物。锌最好的食物来源是贝类食物，如牡蛎、扇贝等，利用率也较高；其次是动物的内脏（尤其是肝脏）、蘑菇、坚果类和豆类；肉类（以红肉为多）和蛋类中也含有一定量的锌，牛肉、羊肉的锌含量高于猪肉、鸡肉、鸭肉。

肥胖儿童常见 饮食误区

吃不下也要吃完

许多家长会给孩子规定一餐吃两碗饭的指标，甚至会在孩子已经吃不下的时候，仍然用哄、骗等方式让孩子把吃不下的食物吃完，这在无形中加重了孩子的肠胃负担。婴幼儿时期，孩子的消化器官未发育成熟，家长强行让他们形成过量饮食的习惯，本就不利于孩子的健康，而孩子没有自控能力，长期过量饮食必然会造成体内脂肪的堆积，更容易引发肥胖。

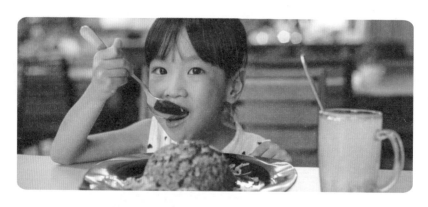

控制饮食会饿坏身体

在孩子控制体重的过程中，家长总害怕控制饮食会让孩子吃不饱，缺乏营养。其实，"不多吃就没营养"的观念已经过时，现在食物的种类丰富、营养素全面，不需要通过"多吃"来补充营养。相反，对于一些小胖墩儿来说，"多吃"反而是挑食的表现，甚至会导致营养不良。

控制肥胖儿童的饮食应循序渐进，从少吃半碗饭、少吃一个鸡翅开始。家长不要有"孩子吃不饱会饿坏"的担忧，在合理控制饮食后，虽然孩子嚷着没吃饱，但是他所需的热量和营养素已经足够。另外，家长可在煮米饭时掺杂一些粗粮，既能提高膳食纤维含量，也能让孩子更有饱腹感。

吃得越少，减肥效果就越好

不少人都知道变胖是因为吃得太多和动得太少，便认为减肥最主要的方法就是控制饮食，毕竟只要吃得足够少，身体没办法摄取足够的热量，就能达到减肥的效果。其实不然，儿童正处于生长发育阶段，如果一下子吃得太少、过度节食，一方面会影响儿童的生长发育，使孩子出现个子长不高、注意力不集中的情况，甚至会出现厌食症及心理问题；另一方面会使他们身体里的电解质失去平衡，从而出现水肿的现象。通过过度节食的方式减肥减掉的只是身体里的肌肉和水分，而脂肪却减得很少，这样即使瘦下来了，身体也会出现健康问题。此外，通过过度节食的方式减肥会使人体的基础代谢率下降，只要多吃一点儿，体重就会出现明显的反弹。

为了减肥，不吃荤菜和油脂

很多人觉得脂肪是很多疾病的诱因，所以在减肥过程中，最常采用的方式就是不吃油脂，只吃素食。其实，这是大错特错的，脂肪也是人体所必需的营养物质。

脂肪是由脂肪酸和甘油组成的三酰甘油酯，其性质和特点主要取决于脂肪酸的种类和含量。而脂肪酸主要分为饱和脂肪酸、单不饱和脂肪酸、多不饱和脂肪酸，从营养的角度又可分为必需脂肪酸和非必需脂肪酸。其中必需脂肪酸是人体所必需但又不能自身合成的，需要从食物中获取的多不饱和脂肪酸。

我们常说的必需脂肪酸有亚油酸（n-6系列）、α-亚麻酸（n-3系列），其中以亚油酸为主，其不仅能满足身体的营养需求，还具有使胆固醇酯化、降低血中胆固醇和三酰甘油的作用，从而降低血液的黏稠度，改善血液循环。另外，多不饱和脂肪酸能降低心血管疾病的发病风险，还能促进大脑发育、改善记忆力等。

人体有一部分脂肪是以皮下脂肪的形式储存的。一定量的皮下脂肪能够帮助我们保持皮肤的弹性，还可以阻止体热的散发，维持体温的恒定。另外，脂肪作为填充衬垫，还能防止和缓冲因震动而造成的对脏器、组织、关节的损害。对于减肥，我们要保持科学、理性的态度，实际上，摄入适量的脂肪是有利于减肥的。

为了减肥，不吃主食

减肥不能不吃主食，而应适当地、选择性地吃主食。不吃主食会对身体造成很多危害。

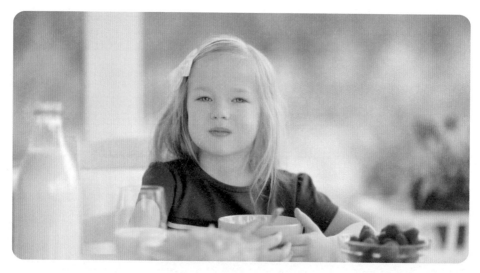

○ **低血糖**

学习是一种脑力工作，不吃主食很可能会使儿童出现注意力不集中、头晕、乏力、焦虑和心悸等情况。大脑是非常依赖葡萄糖供能的，所以在人体血糖较低的情况下，很难高速、长时间运转。

当碳水化合物长期不能供给充足，人体为了满足自身对于葡萄糖的需要，会动用体内的蛋白质和脂肪来供能，这会导致人体出现酮血、酮尿、组织蛋白质消耗等问题。

○ 焦虑易怒

长期碳水化合物摄入不足，会使人体血糖过低。人体血糖过低时，肾上腺会释放出肾上腺素，而过量的肾上腺素会令人感到焦虑，也易出现情绪波动（如愤怒）。

○ 便秘

连含有碳水化合物的食物都不吃的人，常常对蔬菜、水果的摄入也不够，这会导致膳食纤维摄入不足，容易出现便秘的问题。

○ 基础代谢率降低

不吃主食，人体的基础代谢率会快速降低，因为在节食减肥的过程中，为了适应低饮食摄入的状态，人体会降低基础代谢率，时间长了，甚至会出现心跳次数减少、激素水平大幅降低等情况，这非常不利于身体的健康。

○ 营养不良

不吃主食会使人体内的营养供给不足，容易缺乏B族维生素和矿物质。B族维生素与碳水化合物、蛋白质、脂肪的代谢和热量转化密切相关，但因B族维生素属于水溶性物质，多余的B族维生素不会贮存在体内，而是会完全排出，所以人体需要每天都补充B族维生素。而主食中的B族维生素含量丰富，长期不吃主食就会导致营养不良，危害健康。

○ 内分泌紊乱

足够的、适当的营养是人体维持正常生理功能的基本保证。人体的内分泌系统会分泌各种激素，和神经系统一起调节人体的代谢和生理功能，正常情况下各种激素的分泌是稳定的，若由于某种原因打破了这种稳定，就会造成内分泌紊乱。主食的缺乏导致热量摄入严重不足时，人体就会开始出现内分泌紊乱的情况。

○ 体重易反弹

对于某些人来说，短期内不吃主食的减肥效果很明显，能快速瘦下来，可是时间长了，却很容易反弹。他们只要重新开始吃主食，体重就会快速增长，甚至超过之前的水平。尤其是女性，日常食量本就不大，消化高蛋白质、高脂肪食物的能力也有限，如果长期不吃主食，就很容易出现营养不良的情况。

在减肥时，人们可以适当地减少主食的摄入量，宜以粗粮为主食。因为粗粮热量低、饱腹感强，又因含有丰富的膳食纤维而能刺激肠道蠕动，这些都是对减肥有利的。

无糖食物、低糖食物更有利于减肥

有研究表明，无糖食物、低糖食物可能对控制体重毫无帮助，甚至会增加肥胖的风险。因为我们在摄入这类食物后，身体会产生一系列反应：吃完代糖食物后，大脑会收到甜味信号并"命令"身体分泌胰岛素；大脑以为我们真的吃了含糖食物，想要帮助身体降低血糖水平，但其实我们没吃什么升高血糖的食物，所以血糖被降到低于正常值后，反馈给身体的信息就会变成——"啊，我需要再吃点东西！"如此，我们就会陷入不断渴望食物的恶性循环中，无形中会摄入更多热量，致使肥胖的风险上升。

低脂和低卡是一个意思

"低脂肪""低卡路里"是许多食品卖家的宣传标签，也让很多人对这两个标签产生了误解。虽然大家都知道减肥最重要的是减少摄入过多的热量，阻止热量转化为脂肪，但是低脂肪食物中的卡路里含量却不一定低。低热量食物是指三大产能营养素（碳水化合物、蛋白质、脂肪）含量都较低的食物，如蔬菜、水果等；而低脂肪食物只是产能营养素中的脂肪含量较低的食物，如主食、瘦肉、鱼肉等，但这些食物中的碳水化合物或蛋白质含量高，食用过多同样会产生很多热量。虽然低热量食物和低脂肪食物都可以减少热量的摄入，却不是同一个概念。低热量食物可以是低脂肪食物，但低脂肪食物不一定是低热量食物。

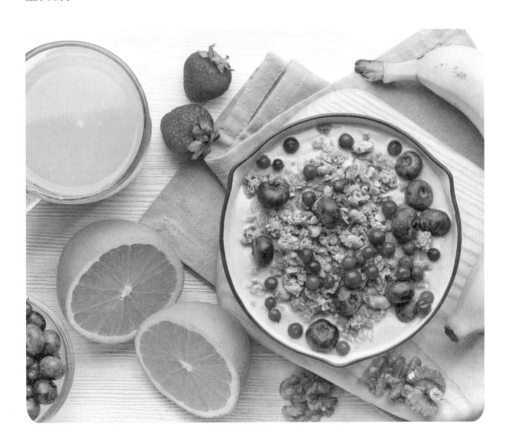

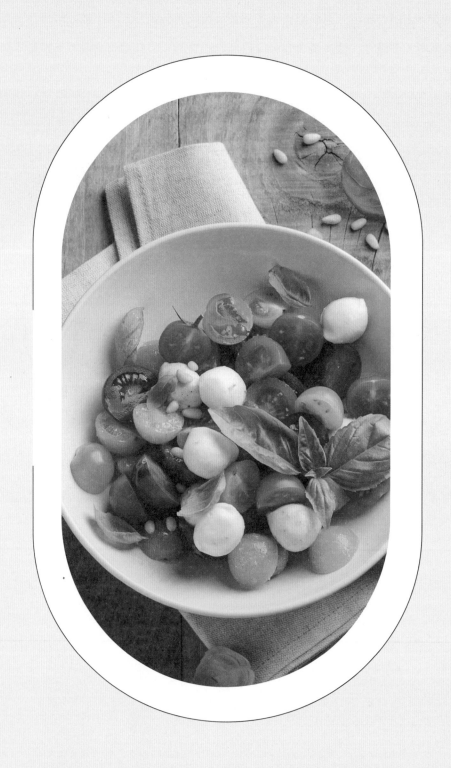

PART 3

好吃不长胖的食材，
可以这样吃

　　家长除了要保证孩子每日饮食的多样性，保证每天给孩子提供的食物种类数量尽量达到12种以上、每周达到25种以上，还要为孩子选择合适的食材，能更轻松地为孩子控制体重。

燕麦 ● 黄灯食物

每日适宜食用量：50~100克

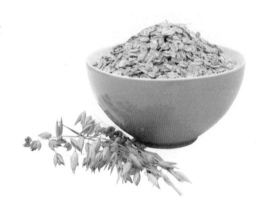

营养表　每100克所含基础营养素

热量 / 1414.8 千焦
碳水化合物 / 77.4 克
蛋白质 / 10.1 克
脂肪 / 0.2 克
膳食纤维 / 6 克

营养功效

　　燕麦中含有可溶性膳食纤维，包括果胶、树胶等，这些纤维可以抑制食物中脂肪和胆固醇的吸收，促进肠道蠕动。可见，燕麦能阻碍小肠对脂肪和碳水化合物的吸收，防止人体摄入过多的热量，让体内的脂肪消耗增加，从而起到减肥的作用。

注意事项

　　燕麦为中等GI食物，属于主食中比较适合糖尿病患者食用的种类。但即食型燕麦片经过多道工序的处理，其淀粉已经充分糊化。此外，许多即食型麦片含有糖、麦芽糊精、植脂末等成分，这些成分都不利于血糖的控制，家长选购时要注意鉴别。

　　燕麦和其他粗杂粮一样，其麸质保留得较多，不易煮熟。洗净燕麦后可先浸泡数小时，再进行蒸、煮，就很容易煮熟了。为了保留B族维生素，家长应将浸泡燕麦的水一同入锅煮食。

低卡搭配

适合早餐、晚餐食用

燕麦 + 牛奶	二者搭配食用有利于促进蛋白质、膳食纤维、维生素及多种微量元素的吸收
燕麦 + 南瓜	燕麦有益肝胃、润肠道的功效，南瓜有降压降脂的功效，二者搭配食用可达到益肝和胃、润肠通便、降血压和血脂的功效

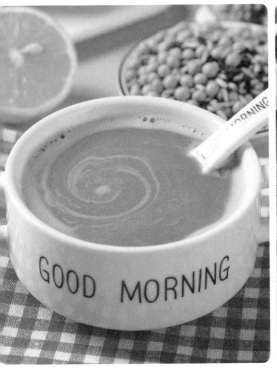
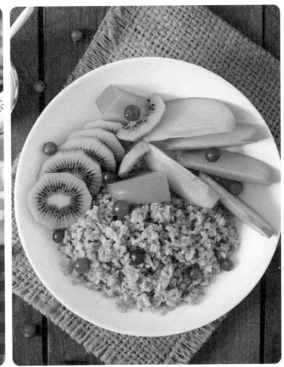

燕麦黄豆黑芝麻糊

材料：
黑芝麻10克，燕麦、黄豆各20克，白糖
适量

做法：

1. 将黑芝麻、燕麦、黄豆磨成粉。

2. 将适量开水注入磨成的粉中，搅拌均匀，调成糊状。

3. 砂锅中注入适量清水并烧热，倒入调好的粉糊并搅拌均匀，加入少许白糖，搅拌。

4. 将煮好的燕麦黄豆黑芝麻糊装入碗中。

猕猴桃燕麦米饭

材料：
水发燕麦150克，水发大米100克，猕猴桃100克，脆柿子1个

做法：

1. 猕猴桃洗净，切片；脆柿子洗净，切块。

2. 砂锅中倒入燕麦、大米，注入适量清水并拌匀，盖上盖，用小火焖40分钟至食材熟透。

3. 关火后揭盖，将焖煮好的饭装入碗中，摆上猕猴桃片和脆柿子块。

糙米　● 黄灯食物

营养表　每 100 克所含基础营养素

热量 /1456.7 千焦
碳水化合物 / 75 克
蛋白质 / 7.7 克
脂肪 / 2.7 克
膳食纤维 / 3.4 克

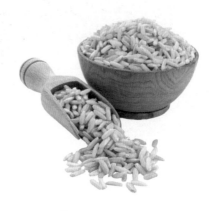

营养功效

　　糙米具有提高人体免疫力、加速血液循环、消除烦躁、促进肠道有益菌繁殖、加速肠道蠕动、软化粪便等功效；对预防心血管疾病、便秘、肠癌等病症效果显著，而且对治疗糖尿病、肥胖症有很好的食疗作用。

　　吃糙米对小胖墩儿特别有益。由于糙米中的碳水化合物被粗纤维组织包裹，人体消化吸收速度较慢，因而能很好地控制血糖，从而有利于减轻体重。

注意事项

　　好的糙米色泽晶莹，颗粒均匀，无黄粒，有一股米的清香，无霉烂味，不粘手。糙米应放在干燥、密封效果好的容器内，并且置于阴凉处保存。在盛有糙米的容器内放几瓣大蒜，可防止糙米因久存而生虫。

低卡搭配

适合早餐、晚餐食用

糙米 + 葡萄干	二者搭配食用具有益气补血、营养心肌、缓解神经衰弱、消除烦躁、润肠通便的作用
糙米 + 大米	二者搭配食用具有健脾和胃、补肝明目、清热解毒、降气止咳等功效

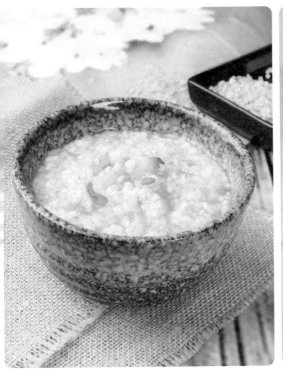

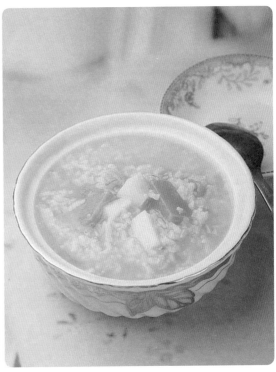

芹菜糙米粥

材料：

水发糙米100克，芹菜30克，葱花少许，盐适量

做法：

1. 将洗净的芹菜切碎。

2. 砂锅中注入适量的清水并烧热，倒入泡发好的糙米并拌匀，盖上锅盖，大火煮开后转小火煮至米粒熟软。

3. 掀开锅盖，倒入芹菜碎，拌匀，加盐调味，再将煮好的粥盛入碗中，撒上葱花。

南瓜山药杂粮粥

材料：

水发大米95克，玉米糖65克，水发糙米120克，水发燕麦140克，山药125克，南瓜110克

做法：

1. 将去皮洗净的山药、南瓜切小块。

2. 砂锅中注水并烧开，倒入糙米、大米、燕麦，盖上盖，烧开后，用小火煮约60分钟。

3. 揭盖，倒入南瓜块和山药块、玉米糖，搅拌一会儿，使其散开，用小火续煮约20分钟。

4. 揭盖，搅拌几下，关火后盛出。

小米

每日适宜食用量：50~100克

营养表 **每100克所含基础营养素**

热量 / 1498.5 千焦
碳水化合物 / 75.1 克
蛋白质 / 9 克
脂肪 / 3.1 克
膳食纤维 / 1.6 克

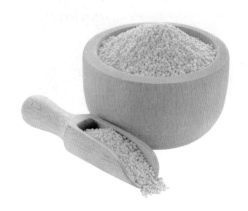

营养功效

小米富含维生素B₁和矿物质，能促进肠胃蠕动，增加食欲；因是碱性食物，能中和胃酸，改善消化不良的症状。

小米能健脾和胃、疏肝解郁，适合脾胃虚弱及肝胃不和的慢性胃炎患者食用，对体虚、脾胃虚弱、反胃呕吐、食欲不振、肝气郁结等有很好的食疗效果。

虽然小米中的脂肪含量不高，但都是优质脂肪酸，包括亚油酸、油酸、亚麻酸、花生四烯酸等，这些不饱和脂肪酸既能够保障人体细胞正常功能，也可以使胆固醇酯化，降低血胆固醇、三酰甘油和血液黏稠度，在预防多种心脑血管疾病和肥胖症的同时，还可以增强的记忆力和提高思维能力。

注意事项

小米粒小、保护层薄，如果长时间搓洗、浸泡或用热水淘洗，就会损失大量的维生素等营养成分，所以，家长应避免这些做法。

煮小米粥时加入适量其他杂粮、豆类和肉类，可增加营养，同时能降低小米粥对血糖的影响。

低卡搭配

适合早餐、晚餐食用

小米 + 红糖	红糖益气补血，小米健脾胃、补虚损，二者搭配食用可对气虚所致的肠胃疾病起到良好的食疗作用
小米 + 黄豆	小米和黄豆所含的氨基酸种类不同，搭配食用可提高蛋白质的吸收利用率

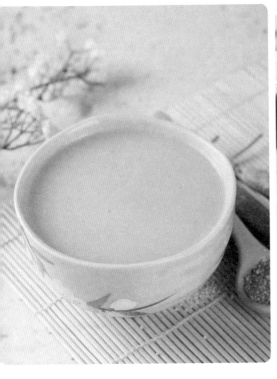

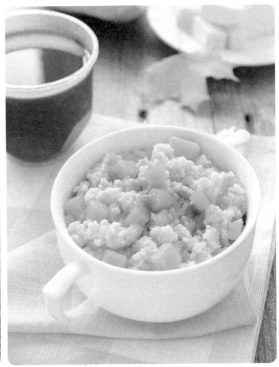

豌豆小米豆浆

材料：

豌豆50克，小米30克，水发黄豆40克

做法：

1. 将小米、豌豆倒入碗中，放入已浸泡8小时的黄豆，注入适量清水，搓洗干净，倒入滤网，沥干水分。

2. 将洗净的食材倒入豆浆机，注清水至两条水位线之间，盖上豆浆机机头，开始打浆。

3. 把煮好的豆浆倒入滤网，滤取豆浆。

小米南瓜粥

材料：

水发小米90克，南瓜110克

做法：

1. 将洗净去皮的南瓜切成粒。

2. 锅中注入清水并烧开，倒入洗好的小米，再次烧开后用小火煮至小米熟软，倒入南瓜粒，用小火煮至食材熟烂。

3. 将粥盛入碗中。

红豆

每日适宜食用量：30克

每100克所含基础营养素

热量 / 1356.2 千焦

碳水化合物 / 63.4 克

蛋白质 / 20.2 克

脂肪 / 0.6 克

膳食纤维 / 7.7 克

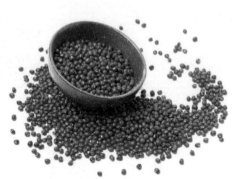

营养功效

红豆含有较多的皂苷，具有良好的利尿作用，对消除水肿有益。红豆中含有较多的膳食纤维，可以刺激肠道蠕动，加速粪便排出，具有润肠通便、减肥的功效。

注意事项

红豆性平、味苦，有清热解毒、健脾益胃、利尿消肿、通气除烦等功效，适合肾性水肿、心源性水肿、腹腔积液、营养不良性水肿及肥胖症等患者食用，但不宜尿多之人、被蛇咬者食用。

红豆较难煮熟，在煮之前可先清洗，用水浸泡3~5小时。用浸泡红豆的水煮红豆，更有利于保存其营养素。

低卡搭配

适合早餐、晚餐食用

红豆 + 粳米	红豆有健脾养胃的功效，还富含叶酸，粳米有补中益气的功效，二者搭配食用可益脾胃
红豆 + 南瓜	红豆含有较多的膳食纤维，搭配南瓜食用有润肤、减肥、清热解毒的功效

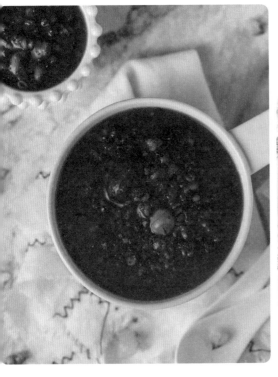

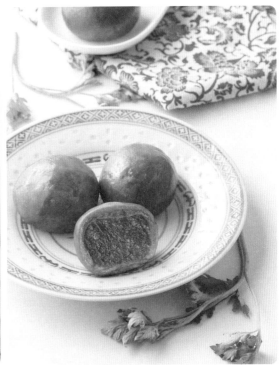

腊八粥

材料：

黑米、大米各60克，绿豆、红豆、腰果、花生、桂圆、红枣各25克，陈皮1小片，冰糖适量

做法：

1. 将所有材料用水泡软，洗净。

2. 锅内注水，加入洗净的黑米、大米、绿豆、红豆、腰果、花生、桂圆、红枣、陈皮，大火煮开后，转中火煮约30分钟。

3. 放入冰糖调味。

手作青团

材料：

糯米粉300克，澄粉130克，植物油少许，艾叶粉20克，红豆沙馅适量

做法：

1. 将艾叶粉加入100毫升温水后搅拌成艾叶汁，将艾叶汁混入糯米粉和澄粉后搅拌，然后加入适量温水、植物油揉成面团。

2. 在团子里放入红豆沙馅。

3. 将包好的青团放进蒸锅，开大火蒸15分钟。

4. 蒸好出锅，放凉。

豆腐

每日适宜食用量：150克

每 100 克所含基础营养素

热量 / 后 51.6 千焦
碳水化合物 / 3.4 克
蛋白质 / 6.6 克
脂肪 / 5.3 克

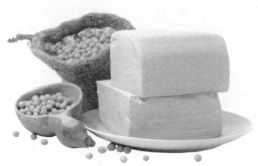

营养功效

　　豆腐富含蛋白质，是人体优质蛋白质的主要来源之一。豆腐的脂肪含量很少，而且热量比较低，食用后容易让人产生饱腹感。肥胖儿童适当吃些豆腐，有助于控制食欲、减少多余热量的摄入，对减肥是很有利的。

　　豆腐营养极高，富含铁、镁、钾、烟酸、铜、钙、锌、磷、叶酸、维生素B_1、维生素B_2和维生素B_6等，豆腐的消化吸收率达95%以上，故有益于消化吸收。

注意事项

　　豆腐由于水分含量高，营养物质丰富，尤其是蛋白质含量较高，因此极易被微生物污染而变味变质。把当天吃不完的豆腐放入放凉的盐开水中浸泡（盐水要浸没豆腐）可暂缓豆腐变质。

低卡搭配

适合午餐、晚餐食用

豆腐 + 金针菇	二者搭配食用具有补肝、益肠胃、抗癌的功效
豆腐 + 白菜	二者搭配食用具有健脾和胃、补肝明目、清热解毒、降气止咳等功效

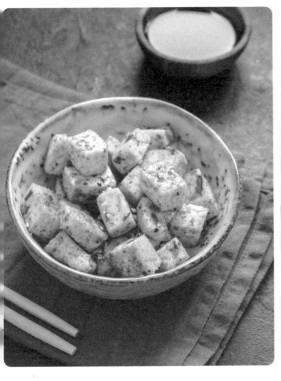

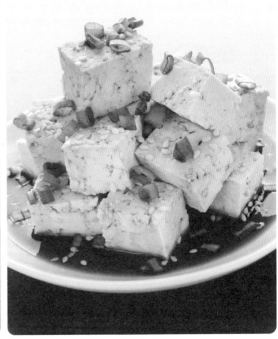

香煎豆腐

材料：

豆腐200克，葱花、白芝麻各10克，盐、生抽、食用油各适量

做法：

1. 把豆腐切成方块。

2. 将切成方块的豆腐放入锅里用淡盐水煮一下，捞出，沥干水分。

3. 油锅烧热，放入豆腐煎成金黄色，再放盐、生抽、葱花、白芝麻，翻炒均匀。

小葱拌豆腐

材料：

豆腐300克，小葱30克，盐2克，鸡粉3克，芝麻油、酱油各适量

做法：

1. 将豆腐横刀切开，切成条，再切成小块；洗净的小葱切成葱花。

2. 将豆腐块倒入碗中，注入适量热水，搅拌片刻，烫去豆腥味，滤净水分。

3. 倒入葱花，加入盐、鸡粉、芝麻油、酱油，用筷子轻轻搅拌均匀。

4. 将拌好的豆腐盛入盘中。

豆浆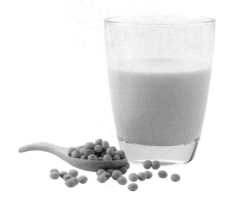

● 黄灯食物

营养表 **每100克所含基础营养素**

热量 / 129.8 千焦
碳水化合物 / 1.2 克
蛋白质 / 3.0 克
脂肪 / 1.6 克

营养功效

豆浆主要榨取于含有植物性蛋白质的大豆，除了大豆蛋白质，还含有大量的大豆异黄酮、苷类等成分，可以抑制人体吸收脂肪和碳水化合物。

豆浆中所含的蛋白质对于促进血液循环、维持体温具有很好的作用。大豆中丰富的卵磷脂能降低胆固醇，维持良好的代谢状态。

注意事项

好豆浆有一股浓浓的豆香味、浓度高，稍凉后，表面有一层油皮，口感爽滑。豆浆不能放在保温瓶里存放，否则会滋生细菌，使豆浆里的蛋白质变质，影响人体健康；也不宜放在高温处保存，可以置于阴凉处保存。

低卡搭配

适合早餐、晚餐食用

豆浆 + 绿豆	二者搭配食用有清热解毒、祛湿解暑、养血润燥的功效，还能促进人体基础代谢，有助于降脂减肥
豆浆 + 核桃	二者搭配食用能温补肺肾、补脑益气、润肠通便，有助于肥胖儿童降脂减肥

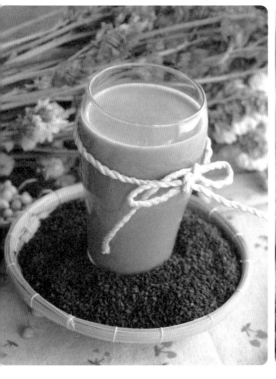

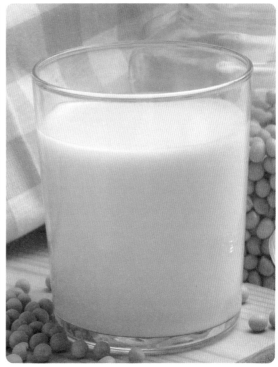

黑芝麻豆浆

材料:

黑芝麻30克，水发黄豆45克

做法:

1. 把洗好的黑芝麻倒入豆浆机。

2. 豆浆机中倒入洗净的黄豆，注入适量清水。

3. 盖上豆浆机机头，选择"五谷"程序，再按"开始"键，开始打浆。

4. 把煮好的豆浆倒入滤网，滤取豆浆，倒入碗中，用汤匙撇去浮沫。

醇豆浆

材料:

水发黄豆50克

做法:

1. 将已浸泡8小时的黄豆倒入碗中，加入适量清水，搓洗干净。

2. 将洗好的黄豆倒入滤网，沥干水分，倒入豆浆机，注入适量清水，盖上豆浆机机头，选择"五谷"程序，再按"开始"键，开始打浆。

3. 把煮好的豆浆倒入滤网，滤取豆浆，倒入碗中。

白菜　●绿灯食物

每日适宜食用量：100~200克

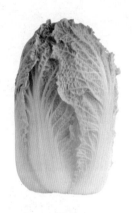

营养表　每100克所含基础营养素

热量 / 83.7 千焦
碳水化合物 / 3.4 克
蛋白质 / 1.6 克
脂肪 / 0.2 克
膳食纤维 / 0.9 克

营养功效

　　白菜含有多种维生素和矿物质，如胡萝卜素、维生素B1、维生素B2、维生素C和钙、镁、硒等，还富含水分和膳食纤维。

　　吃白菜会让人产生较强的饱腹感，可以减少主食的摄入量。其中的膳食纤维还能够减缓小肠对糖的吸收，并促进肠道蠕动，从而减慢餐后血糖的上升速度，对维持正常血糖、控制体重很有好处。

注意事项

　　白菜要现炒现吃。不要吃剩的、放置过夜的熟白菜或未腌透的白菜，否则肠内硝酸盐还原菌会大量繁殖，将硝酸盐还原为亚硝酸盐，从而引起中毒。

低卡搭配

适合午餐、晚餐食用

白菜 + 猪肝	白菜营养丰富，猪肝补肝养血，二者搭配食用可保肝护肾
白菜 + 豆腐	白菜中蛋白质和脂肪的含量极低，豆腐却含有丰富的蛋白质，二者搭配食用，营养互补，相得益彰

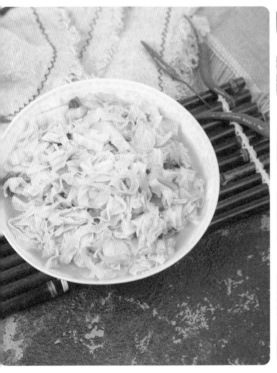
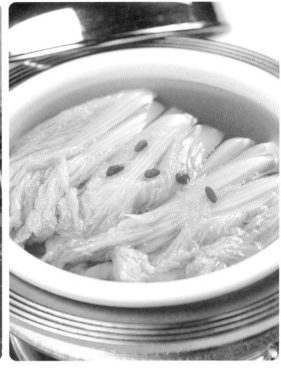

豆皮炒白菜

材料：

白菜200克，豆皮100克，葱段少许，盐3克，鸡粉2克，老抽2毫升，料酒4毫升，生抽5毫升，食用油适量

做法：

1. 将洗净的白菜切成段，洗好的豆皮切成条。

2. 锅中倒油，放入葱段爆香，倒入白菜段，淋料酒，炒香、炒透，放入切好的豆皮翻炒，加入盐、老抽、生抽、鸡粉，轻轻翻动，转中火炖煮约2分钟，至食材入味。

3. 大火收汁，翻炒至汤汁收浓、食材熟透，关火后盛出。

枸杞白菜汤

材料：

白菜200克，枸杞15克，盐、鸡粉各2克

做法：

1. 将白菜、枸杞洗净。

2. 锅中注入适量清水并烧开，倒入枸杞、白菜，拌匀，用大火煮沸，直至煮熟。

3. 加入盐、鸡粉，煮至入味，关火后盛出。

芹菜 ● 绿灯食物

每日适宜食用量：200克

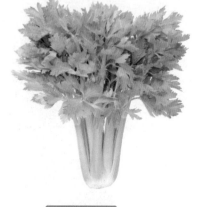

营养表 **每100克所含基础营养素**

热量 / 92.1 千焦

碳水化合物 / 4.5 克

蛋白质 / 1.2 克

脂肪 / 0.2 克

膳食纤维 / 1.2 克

营养功效

　　芹菜中水分、膳食纤维的含量都很高，易让人产生很强的饱腹感，既能减少主食的摄入量，又能减缓肠道对糖的吸收，降低餐后血糖的升高幅度，对控制体重很有好处。

　　芹菜还含有大量人体必需的维生素和矿物质，其中的黄酮类化合物有很好的抗氧化作用，可以清除人体内的自由基，减少自由基对各组织器官的损伤，预防各种慢性病，同时还具有降血压、降血脂、镇静、抗炎、增强免疫力等功效。

注意事项

　　市面上常见的芹菜有本芹和西芹两种。本芹比较细，具有比较浓郁的芹菜特有的味道和较高的营养价值，尤其是叶子部分，其中维生素、微量元素和抗氧化物的含量比茎部高很多。而西芹茎秆粗壮，口感比较脆嫩。

低卡搭配

适合午餐、晚餐食用

芹菜 + 土豆	二者搭配食用具有清热除烦、平肝、利水消肿、凉血止血的作用，适用于头痛、头晕、水肿等病症
芹菜 + 生菜	二者搭配食用具有清热除烦、利水消肿的功效，适合小便不利者食用

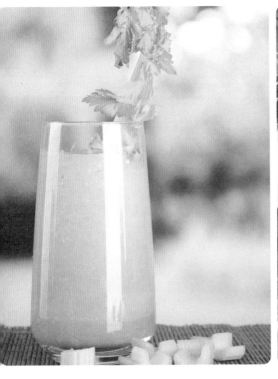

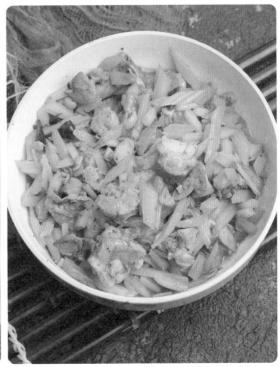

芹菜汁

材料：

芹菜100克

做法：

1. 将芹菜洗净，切段，入沸水中氽熟。

2. 取榨汁机，倒入芹菜，注入少许纯净水，盖上盖，选择"榨汁"功能，榨取蔬菜汁。

3. 断电后将芹菜汁倒入碗中。

香芹炒鸡肉

材料：

芹菜150克，鸡肉200克，蒜末、葱段、干辣椒各少许，盐3克，鸡粉3克，料酒10毫升，蚝油4克，食用油适量

做法：

1. 洗好的芹菜切段；鸡肉切小块，装入碗中，加入盐、鸡粉、食用油腌渍10分钟。

2. 锅中注水并烧开，芹菜段煮至断生，捞出。

3. 锅中倒油，放入蒜末、葱段、干辣椒爆香，倒入鸡肉块炒至变色，淋入料酒，炒匀提味，倒入芹菜段，炒匀，加入适量盐、鸡粉、蚝油，炒匀调味，关火后盛出。

菠菜 ●绿灯食物

每日适宜食用量：200克

每100克所含基础营养素

热量 / 117.2 千焦
碳水化合物 / 4.5 克
蛋白质 / 2.6 克
脂肪 / 0.3 克
膳食纤维 / 1.7 克

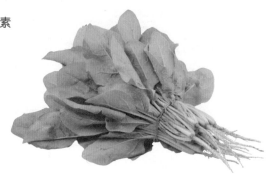

营养功效

　　菠菜中含有的菠菜皂苷A、B可以维持血糖水平的稳定，经常食用有利于调节糖脂代谢、控制体重。

　　菠菜中含有丰富的维生素和膳食纤维，能够控制胆固醇的吸收并降低血脂含量，还可以促进肠胃蠕动，预防便秘。

注意事项

　　由于生菠菜中含有较高的草酸，会阻碍小肠对钙等营养物质的消化吸收，因此烹调菠菜时需要先焯水，去除其中的草酸。

适合午餐、晚餐食用

低卡搭配

菠菜 + 芝麻	二者搭配食用能供给人体多种营养物质，增强免疫力，对缺铁性贫血也有较好的辅助治疗作用
菠菜 + 鸡蛋	二者搭配食用具有益气补虚、补铁补血的功效，再搭配鸡蛋，很适合气血两虚的人食用

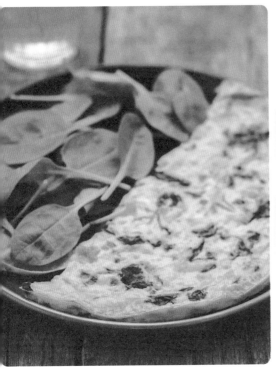

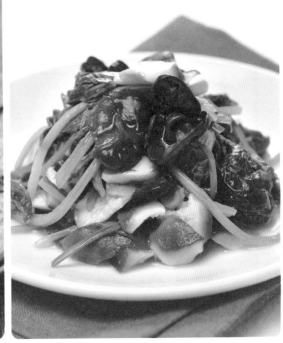

菠菜蛋饼

材料：

鸡蛋2个，菠菜80克，面粉100克，食用油、盐各适量

做法：

1. 将洗净的菠菜剁碎。

2. 取一碗大，倒入面粉，加入盐、鸡蛋和菠菜碎，拌匀。

3. 锅中倒油，放入面糊铺平，煎至两面金黄色，关火，取出煎好的蛋饼。

4. 将蛋饼放在砧板上，切去边缘不平整的部分，将切好的蛋饼装盘。

香菇黑木耳菠菜

材料：

菠菜150克，水发黑木耳70克，鲜香菇45克，姜末、蒜末各少许，盐、鸡粉各2克，料酒4毫升，橄榄油适量

做法：

1. 洗好的香菇去蒂，切成小块；黑木耳撕成小朵；洗好的菠菜去根，再切成长段。

2. 锅中淋入少许橄榄油，烧热，倒入蒜末、姜末爆香，放入香菇块、撕成小朵的黑木耳，炒匀炒香，淋入料酒，炒匀。

3. 倒入菠菜段，用大火炒至变软，加入适量盐、鸡粉，炒匀调味，关火装盘。

包菜

每日适宜食用量：200克

每100克所含基础营养素

热量 / 100.5 千焦
碳水化合物 / 4.6 克
蛋白质 / 1.5 克
脂肪 / 0.2 克
膳食纤维 / 1 克

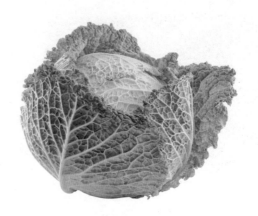

营养功效

　　包菜中所含的物质可抑制碳水化合物在人体内转化成脂肪，阻止胆固醇沉着于血管壁，故可预防血管硬化及适合肥胖者食用。包菜中含有人体必需的锰，锰是人体中酶和激素等活性物质的主要成分，能促进人体新陈代谢，对正在生长发育的儿童具有重要的意义。

注意事项

　　包菜宜大火快炒，原则就是不能加热太久，以免其中的维生素遭到破坏；若用来煲汤，需在出锅前放入，烫熟即可。

低卡搭配

适合午餐、晚餐食用

包菜 + 猪肉	包菜富含膳食纤维，猪肉含有丰富的优质蛋白质，二者搭配食用可养胃、润肠
包菜 + 黑木耳	包菜能预防胃溃疡，黑木耳可排毒、清洁肠道，二者搭配食用可保持胃肠道健康

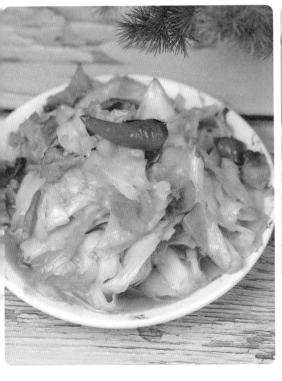
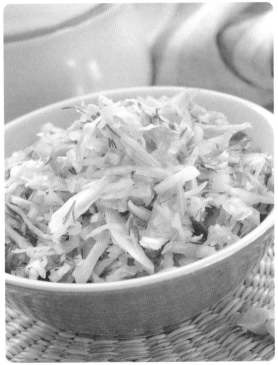

手撕包菜

材料:

猪瘦肉200克，包菜200克，红椒、蒜末各少许，盐3克，白醋2毫升，低卡油醋汁、料酒、鸡粉、食用油各适量

做法:

1. 洗净的包菜撕成小块；洗好的红椒去籽；洗净的猪瘦肉切成小片。

2. 将切好的肉片放入碗中，加入盐、鸡粉、低卡油醋汁腌渍10分钟；包菜焯水后捞出。

3. 锅中倒油，放入蒜末，倒入肉片，淋入料酒，炒至转色，倒入包菜块、红椒，炒匀，加入白醋、盐，炒匀。

包菜沙拉

材料:

包菜150克，葱花、盐各少许，低卡油醋汁适量

做法:

1. 洗净的包菜切丝。

2. 将包菜丝放入沸水锅中煮1分钟，捞出沥干水分。

3. 将包菜丝放入碗中，加葱花、盐、低卡油醋汁拌匀。

黄瓜　

每日适宜食用量：100~200克

每100克所含基础营养素

热量 / 62.8 千焦
碳水化合物 / 2.9 克
蛋白质 / 0.8 克
脂肪 / 0.2 克
膳食纤维 / 0.5 克

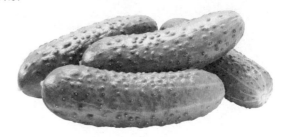

营养功效

　　黄瓜含有丰富的水分，其热量和GI都很低，对肥胖者、糖尿病患者或要控制体重的人来说，既是常用蔬菜，又可以作为水果的替代品。

　　因为黄瓜的含水量很高，而其他营养成分的含量相对很低，又易让人产生饱腹感，所以吃黄瓜有助于减少主食的摄入量，并稀释胃内容物，减缓餐后血糖的升高速度，有利于稳定血糖、控制体重。

注意事项

　　黄瓜性凉，肠胃不好的人不宜空腹食用。

低卡搭配

适合三餐食用

黄瓜 + 生菜	二者搭配食用有助于润肠通便，防止便秘
黄瓜 + 土豆	二者搭配食用具有和胃调中、健脾益气的功效，适合便秘、心脑血管疾病等患者食用

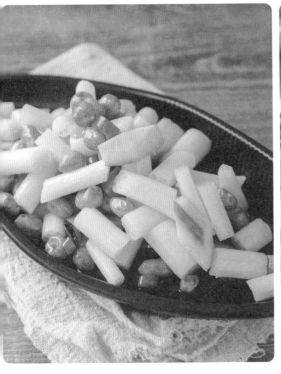
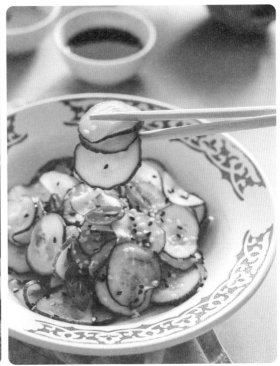

藕尖黄瓜拌花生

材料:

藕尖150克,黄瓜100克,花生米80克,红椒圈、剁椒各20克,盐3克,陈醋15毫升,白糖、芝麻油各适量

做法:

1. 洗净的藕尖切小段;黄瓜切块;花生米煮熟后捞出。

2. 将藕尖段、黄瓜块、花生米装入盘中,放入红椒圈、剁椒、盐、白糖、陈醋、芝麻油,拌匀,用保鲜膜封好,放入冰箱冷藏15~20分钟后取出。

3. 去除保鲜膜即可食用。

黄瓜片

材料:

黄瓜200克,红椒10克,盐3克,蚝油15克,陈醋15毫升,黑芝麻、白芝麻各5克,芝麻油适量

做法:

1. 洗净的黄瓜切片;红椒切圈。

2. 将黄瓜片装入盘中,放入红椒圈、盐、黑芝麻、白芝麻、芝麻油,再放入蚝油、陈醋,拌匀。

3. 用保鲜膜封好,放入冰箱冷藏15~20分钟后取出,去除保鲜膜即可食用。

魔芋　●绿灯食物

每日适宜食用量：80克，魔芋精粉2~3克

营养表 **每100克所含基础营养素**

热量 / 154.9 千焦

碳水化合物 / 78 克

蛋白质 / 4.6 克

脂肪 / 0.1 克

膳食纤维 / 74.4 克

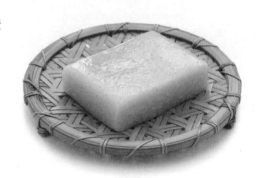

营养功效

　　魔芋含有大量的葡甘露聚糖，属于可溶性膳食纤维，具有吸水性强、膨胀率高等特点。肥胖儿童适量吃魔芋可以增加饱腹感，减少主食等高热量食物的摄入。葡甘露聚糖不能被人体消化、吸收，却可以抑制葡萄糖的吸收，减缓餐后血糖上升的速度，使血糖较为稳定。

及提纯的葡甘露聚糖保健品。由于葡甘露聚糖吸水后，体积可膨胀30~80倍，因此宜在饭前吃并多喝水。这样可使胃部有充盈的感觉，有助于减少饥饿感、控制饮食。

　　生魔芋有毒，必须煎煮3小时以上才能食用，且每次不宜食用过多，否则会引起腹胀。

注意事项

　　常见的魔芋制品有魔芋块、魔芋丝，以

低卡搭配

适合三餐食用

魔芋 + 香菇	二者搭配食用可解毒消肿、化痰散积、降压降糖
魔芋 + 黄豆芽	二者搭配食用可平压降压、利尿消肿

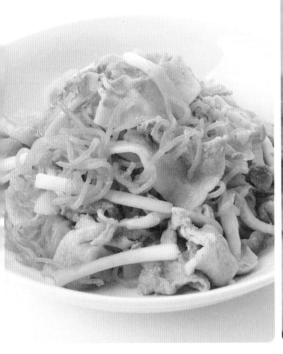
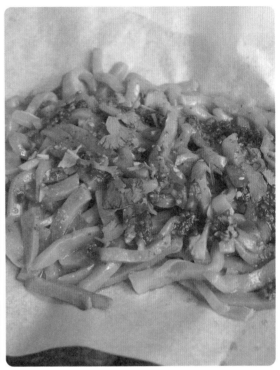

五花肉炒魔芋面

材料:

魔芋面250克, 五花肉150克, 滑子菇60克, 姜丝、葱段各少许, 盐、鸡粉各3克, 生抽5毫升, 食用油适量

做法:

1. 五花肉切薄片, 装入碗中, 放入盐、鸡粉、食用油腌渍约10分钟。

2. 锅中注入清水并烧开, 加入盐、魔芋面, 焯煮片刻, 捞出, 沥干水分。

3. 锅中倒油, 倒入姜丝、葱段爆香, 倒入五花肉片、滑子菇炒熟, 放入魔芋面炒匀, 加盐、生抽调味, 炒至食材入味, 盛出。

烤魔芋

材料:

魔芋150克, 胡萝卜100克, 红椒20克, 蒜末、香菜各少许, 豆瓣酱5克, 生抽、盐、鸡粉、食用油各适量

做法:

1. 洗净的魔芋、胡萝卜切丝; 红椒切圈。

2. 豆瓣酱倒入碗中, 放入适量生抽、盐、鸡粉、食用油, 拌匀, 制成味汁。

3. 将魔芋丝放入烤盘, 铺开, 撒上红椒圈、胡萝卜丝、蒜末, 均匀倒入味汁。

4. 将材料放入烤箱烤熟, 取出撒上香菜, 拌匀即可食用。

白萝卜

● 绿灯食物　　　　　　　　　　　　每日适宜食用量：50~100克

每100克所含基础营养素

热量 / 70 千焦
碳水化合物 / 4 克
蛋白质 / 0.7 克
脂肪 / 0.1 克
膳食纤维 / 1 克

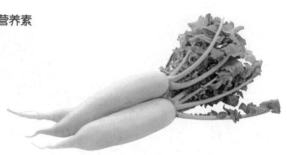

营养功效

　　白萝卜富含芥子苷，这也是白萝卜辛辣的原因。芥子苷不仅抗癌活性，还能够促进人体内脂类的代谢，所以适量吃白萝卜有助于瘦身。

　　白萝卜中的芥子油和膳食纤维能促进肠胃蠕动、增进食欲、帮助消化、改善食欲不振和消化不良的症状，而白萝卜中的淀粉酶等能分解食物中的淀粉和脂肪，使之得到充分的消化吸收，可消除胀气、保护肠胃。

注意事项

　　白萝卜中的维生素和有效成分大部分集中在白萝卜皮里，营养价值很高，所以即使白萝卜皮有较强的辛辣味，也应尽量保留食用。

低卡搭配　　　　　　　　　　　　　　　　　　　适合午餐、晚餐食用

白萝卜 + 银耳	白萝卜可帮助消化、止咳化痰，银耳可润肺生津，二者同食可润肺止咳、滋阴养胃
白萝卜 + 鸡肉	鸡肉富含蛋白质，白萝卜中的淀粉酶及多种消化酶可以使蛋白质得到更好的吸收和利用

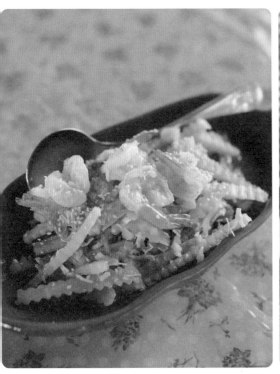

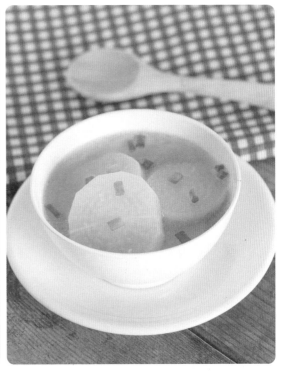

白萝卜拌虾仁

材料:

虾仁100克,白萝卜150克,黄瓜60克,蒜末、白芝麻各少许,盐3克,鸡粉少许,芝麻油5毫升,食用油适量

做法:

1. 去皮洗净的白萝卜、黄瓜切条。

2. 锅中注入适量清水,用大火烧开,放入食用油、盐,倒入虾仁煮至变色,捞出;再倒入白萝卜条稍煮,捞出沥干。

3. 将虾仁、白萝卜条、黄瓜条装入碗中,加入蒜末、白芝麻、盐、鸡粉、芝麻油,搅拌入味,装盘。

白萝卜汤

材料:

白萝卜200克,姜片、葱花各少许,料酒10毫升,盐、鸡粉各2克,芝麻油、食用油各适量

做法:

1. 白萝卜去皮洗净,切片。

2. 锅中注水烧开,倒入白萝卜、姜片,搅拌均匀,淋入少许食用油、料酒,搅匀,盖上锅盖,焖煮至食材熟透。

3. 揭开锅盖,淋入少许芝麻油,加入鸡粉、盐,搅拌片刻,使食材入味,盛出,撒上葱花。

胡萝卜　●绿灯食物

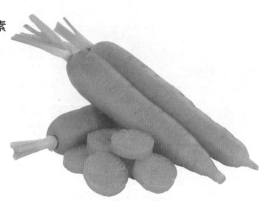

营养表　**每100克所含基础营养素**

热量 / 92.5 千焦
碳水化合物 / 10.2 克
蛋白质 / 1.4 克
脂肪 / 0.2 克
膳食纤维 / 1.3 克

营养功效

胡萝卜的芳香气味源于它含有的挥发油，这种挥发油能促进消化，并有杀菌的作用。胡萝卜所含的可溶性膳食纤维既可以延缓肠道对食物中的脂肪和胆固醇的吸收，又可以增加肠道内容物的体积，具有通便的作用。

注意事项

胡萝卜的外皮含有丰富的胡萝卜素，因此宜连皮一起食用。胡萝卜素是脂溶性维生素，不溶于水而溶于油脂，并且它只有溶解在油脂中才能转化为维生素A，从而被人体吸收利用。

因此，胡萝卜的最佳烹调方法是将它切成块，加入调味品后，用足量的油炒或与猪肉、牛肉、羊肉等肉类一起炖15~20分钟，也可与肉馅制成丸子。

低卡搭配

适合午餐、晚餐食用

胡萝卜 + 绿豆芽	胡萝卜清热解毒，绿豆芽瘦身降脂，二者搭配食用可达到排毒瘦身的效果
胡萝卜 + 猪肉	维生素 A 为脂溶性物质，与富含脂肪的肉类食物搭配食用可提高维生素 A 的吸收利用率，从而更好地保护胃黏膜，防治胃溃疡

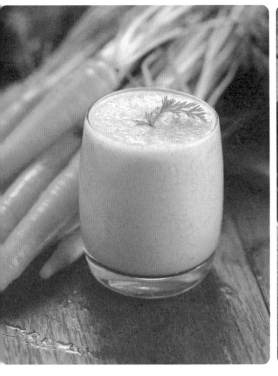
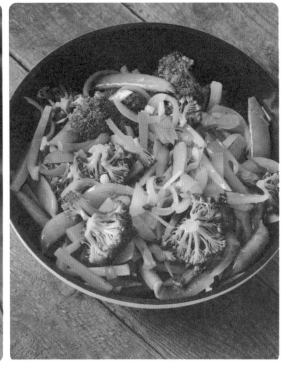

胡萝卜红薯汁

材料:

胡萝卜100克, 红薯80克

做法:

1. 将洗净的胡萝卜、红薯切成小块。

2. 取榨汁机,选择搅拌刀座组合,倒入胡萝卜块、红薯块,注入少许纯净水,盖上盖,选择"榨汁"功能,榨取蔬菜汁。

3. 断电后将蔬菜汁倒入碗中。

清炒时蔬

材料:

西蓝花150克, 荷兰豆100克, 去皮胡萝卜70克, 彩椒60克, 洋葱40克, 葱段少许, 盐、鸡粉、蚝油、食用油各适量

做法:

1. 西蓝花切小朵;胡萝卜、洋葱切丝;彩椒去籽切丝。

2. 锅中注水并烧开,倒入西蓝花朵、荷兰豆、胡萝卜丝拌匀,煮至断生,捞出。

3. 锅中倒油,倒入葱段、彩椒丝、洋葱丝爆香,放入蚝油,再放入煮好的食材,加入盐、鸡粉,翻炒至入味,盛出。

土豆　● 黄灯食物

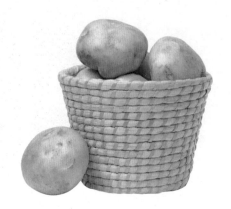

营养表 每 100 克所含基础营养素

热量 / 339.1 千焦
碳水化合物 / 17.8 克
蛋白质 / 2.6 克
脂肪 / 0.2 克
膳食纤维 / 1.1 克

营养功效

　　土豆是低热量、多维生素和多微量元素的食物，是理想的减肥食品。土豆可作为主食，每日适量食用对预防营养过剩或减去多余的脂肪很有益处。

　　土豆含有大量膳食纤维，能宽肠通便。

芽眼处的细胞产生生长素。

　　不要吃皮色发青或发芽的土豆，以防龙葵素茄碱中毒。在吃土豆时如有口麻、口痒等异常感觉，应立即停止食用。

注意事项

　　选购土豆时应选择个头儿结实、没有出芽、颜色单一的土豆。土豆可以与苹果放在一起储存，因为苹果产生的乙烯会抑制土豆

低卡搭配

适合午餐、晚餐食用

土豆 + 猪肉	猪肉富含维生素 B₁ 和锌，有助于加速土豆中碳水化合物的代谢，可为人体提供更多的热量，有消除疲劳的作用，还能促进消化、改善肠胃功能
土豆 + 醋	土豆能改善消化不良，醋能杀菌，二者搭配食用可分解有毒物质

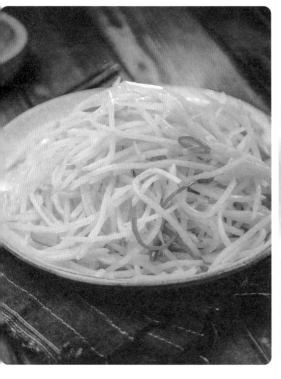
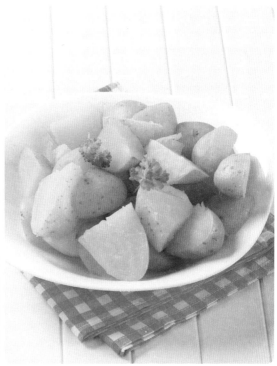

炝炒土豆丝

材料:

土豆200克，青椒、红椒各少许，盐3克，
水淀粉、食用油各适量

做法:

1. 洗净的土豆、青椒、红椒切细丝。

2. 锅中注水并烧开，加少许盐，倒入土豆
丝，煮至断生后捞出。

3. 锅中倒油，下入青椒丝、红椒丝爆香，
放入土豆丝，炒熟。

4. 加盐炒至入味，淋入水淀粉勾芡。

蒸土豆

材料:

土豆350克

做法:

1. 土豆洗净，切滚刀块，装入蒸盘。

2. 蒸锅注水并烧开，放入蒸盘，盖上盖，用
中火蒸至土豆块熟透。

3. 揭盖，取出蒸好的土豆块，待稍微放凉后
即可食用。

茄子 ● 绿灯食物

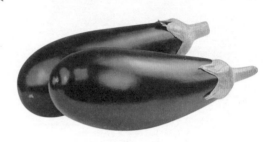

营养表 **每100克所含基础营养素**

热量 / 87.9 千焦
碳水化合物 / 4.9 克
蛋白质 / 1.1 克
脂肪 / 0.2 克
膳食纤维 / 1.3 克

营养功效

　　茄子含有的维生素P，可以增强毛细血管的弹性；含有的维生素E可减少出血、抗衰老；含有的皂苷可以降低胆固醇；含有的膳食纤维能够促进肠胃蠕动，增强饱腹感，减少食物的摄入，对降脂减肥有一定的效果。

　　但请注意，虚寒腹泻、皮肤疮疡者不宜食用茄子。

注意事项

　　清蒸茄子能最大限度地保留其中的营养成分，而炒茄子常需要添加很多的植物油，不利于热量和脂肪的控制。因此，茄子宜蒸、炖。

低卡搭配

适合午餐、晚餐食用

茄子 + 青豆	二者搭配食用有助于维持正常体重
茄子 + 牛肉	牛肉富含优质蛋白质，二者搭配食用可强身健体

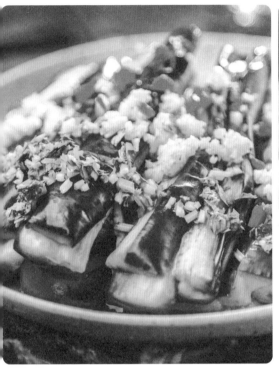
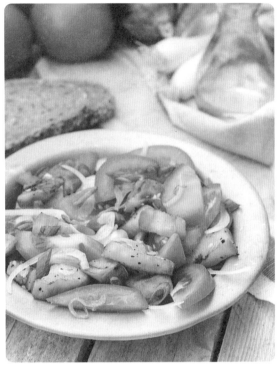

蒜泥茄子

材料:

茄子300克,彩椒40克,蒜末45克,香菜、葱花各少许,生抽、陈醋各5毫升,盐2克,芝麻油2毫升,食用油适量

做法:

1. 彩椒切粒;茄子洗净,切条,装入盘中。

2. 把蒜末和葱花倒入碗中,加入生抽、陈醋、盐、芝麻油,拌匀,制成味汁,浇在茄子上,放上彩椒粒。

3. 把加工处理好的茄子放入烧开的蒸锅里蒸10分钟,取出,撒上葱花,浇上热油,放上香菜点缀。

西红柿茄子沙拉

材料:

西红柿150克,茄子120克,葱花、洋葱丝各10克,盐、橄榄油各适量

做法:

1. 洗好的西红柿切成块;茄子去皮,洗净切块。

2. 锅中注水并烧开,放入茄子块煮熟,捞出沥干水分。

3. 将西红柿块、茄子块装在碗中,放入葱花、洋葱丝、盐、橄榄油,搅拌片刻。

4. 装入盘中即可食用。

绿豆芽 ● 绿灯食物

营养表 **每 100 克所含基础营养素**

热量 / 67 千焦
碳水化合物 / 2.6 克
蛋白质 / 1.7 克
脂肪 / 0.1 克
膳食纤维 / 1.2 克

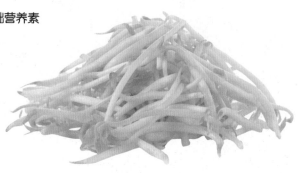

营养功效

绿豆芽中的维生素C、膳食纤维含量很高，可以促进碳水化合物代谢，有助于维持血糖稳定、加速新陈代谢、预防便秘，对减肥有一定效果。

在绿豆发芽的过程中，绿豆中的酶可解植酸、释放磷、锌等矿物质，从而使绿豆中的营养更容易被人体充分吸收和利用，无论是对成人还是对儿童都非常友好。

注意事项

炒豆芽时应热锅快炒，使维生素C少受破坏。绿豆芽性寒，烹调时宜用少许姜丝中和它的寒性。炒绿豆芽时加入少许醋，可防止维生素B$_1$流失。

低卡搭配

适合午餐、晚餐食用

绿豆芽 + 韭菜	二者搭配食用可加速体内脂肪代谢，适合便秘和肥胖者食用
绿豆芽 + 胡萝卜	胡萝卜清热解毒，绿豆芽瘦身降脂，二者搭配食用可达到排毒瘦身的效果

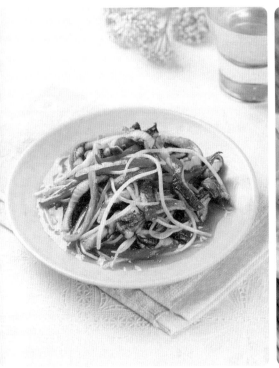
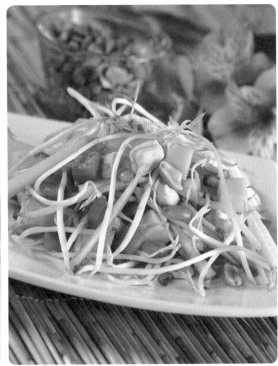

绿豆芽炒鳝鱼丝

材料：

绿豆芽40克，鳝鱼90克，青椒、红椒各30克，姜片、蒜末、葱段各少许，盐、料酒、鸡粉、水淀粉、食用油各适量

做法：

1. 洗净的红椒、青椒切丝；将处理干净的鳝鱼切丝，装入碗中，放入鸡粉、盐、料酒、水淀粉、食用油，腌渍至入味。

2. 锅中倒油，放入姜片、蒜末、葱段爆香，放入青椒丝、红椒丝拌炒匀，倒入鳝鱼丝炒匀，淋入料酒炒香，放入绿豆芽，加盐，炒匀调味，倒入适量水淀粉，快速炒匀。

绿豆芽鸡肉沙拉

材料：

绿豆芽150克，鸡肉120克，芒果60克，西红柿、黄瓜各50克，熟花生米30克，葱花10克，盐1克，橄榄油适量

做法：

1. 洗好的鸡肉切小丁；芒果去皮去核，果肉切块；西红柿切小块；黄瓜去皮，切丝。

2. 锅中注水并烧开，放入鸡肉丁、绿豆芽煮熟，捞出沥干水分。

3. 将鸡肉丁、绿豆芽装在碗中，放入芒果块、西红柿块、黄瓜丝、葱花、盐、橄榄油、熟花生米，搅拌片刻，装入盘中。

竹笋 ● 绿灯食物

每日适宜食用量：100克左右

营养表 **每 100 克所含基础营养素**

热量 / 96.3 千焦
碳水化合物 / 3.6 克
蛋白质 / 2.6 克
脂肪 / 0.2 克
膳食纤维 / 1.8 克

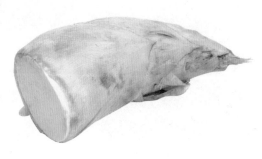

营养功效

竹笋具有低脂肪、低糖、多膳食纤维的特点，除含有丰富的植物蛋白、碳水化合物外，还含有大量的胡萝卜素、维生素B$_1$、维生素B$_2$、烟酸、维生素C、膳食纤维、钙、铁、磷、镁等，以及16种氨基酸。它可吸收油脂，降低胃肠黏膜对脂肪的吸收和堆积，因此常吃竹笋有助于减肥和预防高血脂等疾病。

注意事项

竹笋一年四季皆有，但春笋、冬笋的味道最佳，无论是凉拌、煎炒，还是熬汤，竹笋都有鲜嫩清香。烹调前应先用开水焯过，以去除笋中的草酸。如果竹笋有涩味，将其连皮放在海米水中，加入一个去籽的红辣椒，用文火煮好后熄火，让它自然冷却，再取出来用水冲洗，涩味就没了。

低卡搭配

适合午餐、晚餐食用

竹笋 + 鸡肉	二者搭配食用能促进肠道蠕动、帮助消化、去积食、防便秘
竹笋 + 猪肉	二者搭配食用能增强体力

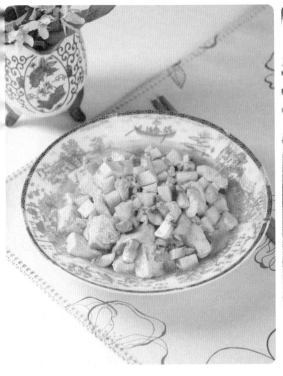

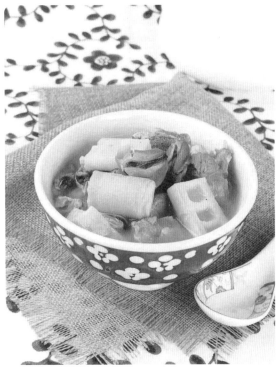

蘑菇竹笋豆腐

材料:

豆腐400克,竹笋50克,蘑菇60克,葱花、盐各
少许,水淀粉4毫升,老抽、食用油各适量

做法:

1. 洗净的豆腐切块;蘑菇、竹笋洗净后切丁。

2. 锅中注水并烧开,放少许盐,倒入切好的蘑菇
丁和竹笋丁、豆腐块,拌匀,煮1分钟,捞出。

3. 锅中倒油,放入加工好的蘑菇丁、竹笋丁、
豆腐块,炒匀,加入清水,放入盐、老抽、水淀
粉,翻炒均匀。

4. 装盘,撒上葱花。

淡菜竹笋筒骨汤

材料:

竹笋100克,筒骨120克,水发淡菜干50克,
盐、鸡粉各1克,胡椒粉2克

做法:

1. 洗净的竹笋切小段;沸水锅中放入筒骨,
汆烫约2分钟后去除腥味和脏污,捞出。

2. 砂锅注水并烧热,放入筒骨,倒入泡好
的淡菜,放入切好的竹笋段,搅匀,盖上
盖,用大火煮开后转小火煮至汤水入味。

3. 揭盖,加入盐、鸡粉、胡椒粉,搅匀调
味,将煮好的淡菜竹笋筒骨汤装碗。

冬瓜

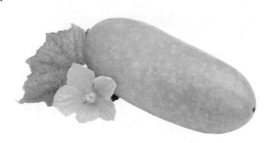

营养表　每100克所含基础营养素

热量 / 46 千焦
碳水化合物 / 2.6 克
蛋白质 / 0.2 克
脂肪 / 0.4 克
膳食纤维 / 0.9 克

营养功效

　　冬瓜含有大量的水分和少量的维生素A、维生素C、钙、镁等多种营养物质。中医认为，冬瓜有清热化痰、除烦止渴、利水除湿的功效。常吃冬瓜还可抑制糖转化为脂肪的过程，有助于肥胖者减轻体重。

　　冬瓜中的膳食纤维比较丰富，可以降低主食中的碳水化合物在肠道中消化、吸收的速度，减少身体对脂肪的吸收，并促进肠胃蠕动、加速代谢废物的排出。

注意事项

　　吃冬瓜时通常会将皮去掉，其实冬瓜皮的营养价值比冬瓜瓤高很多，有很好的清热、利尿效果。冬瓜皮比较硬，炖煮可将其营养析出。

低卡搭配

适合午餐、晚餐食用

冬瓜 + 鲫鱼	冬瓜有利尿的作用，鲫鱼含有丰富的蛋白质，二者搭配煮汤可以辅助治疗低蛋白水肿和一些不明原因的水肿
冬瓜 + 海带	冬瓜、海带都有减脂的功效，二者搭配食用效果更佳

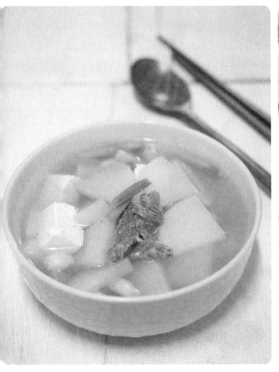

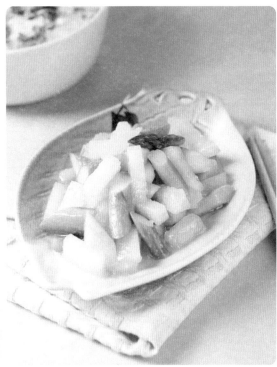

冬瓜肉片汤

材料:

肉片95克,冬瓜片200克,葱段少许,盐2克,胡椒粉3克,料酒5毫升,食用油适量

做法:

1. 锅中注入适量食用油,放入葱段爆香,倒入肉片,淋入料酒,炒香,注入适量清水,放入冬瓜片。

2. 加盖,煮至沸腾,加入盐、胡椒粉拌匀,煮至沸腾。

3. 关火后将煮好的汤装入碗中。

芦笋煨冬瓜

材料:

冬瓜230克,芦笋130克,蒜末少许,盐、鸡粉、水淀粉、芝麻油、食用油各适量

做法:

1. 洗净的芦笋用斜刀切段;洗好去皮的冬瓜切开,去瓤,改切成小块。

2. 锅中注水并烧开,倒入冬瓜块、芦笋段,煮至断生,捞出沥干水分。

3. 锅中倒油,放入蒜末爆香,倒入冬瓜块、芦笋段炒匀,加入盐、鸡粉,倒入少许清水,炒匀,用大火煨煮片刻,倒入水淀粉、芝麻油,拌炒均匀,至食材入味,盛出。

西红柿 ● 绿灯食物

每日适宜食用量：80~100克

营养表 **每100克所含基础营养素**

热量 / 62.8 千焦
碳水化合物 / 3.3 克
蛋白质 / 0.9 克
脂肪 / 0.2 克
膳食纤维 / 0.5 克

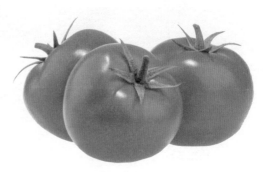

营养功效

西红柿中的膳食纤维多为果胶，是一种可溶性膳食纤维，虽然不能被人体消化吸收，但可增加粪便的吸水能力、减缓葡萄糖的吸收、减少脂肪的吸收，对脂质代谢异常、高血脂、脂肪肝、肥胖等有一定的效果。

西红柿口感酸甜，含水量丰富，在减肥期间替代水果食用，既能补充维生素等营养成分，又能减轻饥饿感，减少主食的摄入量，帮助控制体重。

注意事项

血糖控制情况不理想、空腹血糖太高的患者可用西红柿和黄瓜代替水果作为加餐，生吃或凉拌西红柿能够最大限度地保留西红柿中的维生素，但番茄红素和胡萝卜素等营养属于脂溶性营养物质，宜炒食或搭配瘦肉食用。

低卡搭配

适合三餐食用

西红柿 + 芹菜	西红柿健胃消食，芹菜富含膳食纤维，可通便、降血压，二者搭配食用可防治便秘、减肥降脂
西红柿 + 豆腐	西红柿生津止渴、健胃消食，与生津润燥、清热解毒的豆腐搭配食用，效果更佳

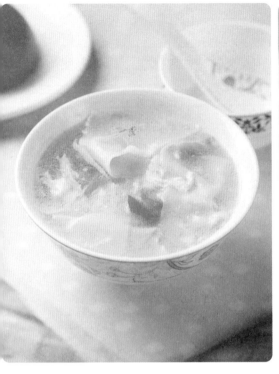
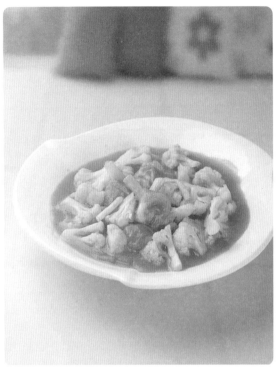

西红柿面片汤

材料：

西红柿90克，馄饨皮100克，鸡蛋1个，姜片、葱段各少许，盐2克，鸡粉少许，食用油适量

做法：

1. 备好的馄饨皮沿对角线切开，制成生面片；洗好的西红柿切小瓣；鸡蛋打散。

2. 锅中倒油，放入姜片、葱段爆香，拣出姜片、葱段，倒入西红柿瓣炒匀，注入清水，用大火煮约2分钟，倒入生面片，转中火煮约4分钟。

3. 倒入蛋液，拌至液面浮现蛋花，加盐、鸡粉调味。

西红柿烩菜花

材料：

西红柿100克，菜花140克，葱段少许，盐2克，鸡粉2克，水淀粉5毫升，食用油适量

做法：

1. 洗净的菜花、西红柿切成块。

2. 锅中注水并烧开，倒菜花，煮至将熟时捞出，沥水。

3. 锅中倒油，倒入西红柿块，翻炒片刻，放入菜花块翻炒均匀，倒入适量清水、盐、鸡粉，炒匀，煮1分钟至食材入味。

4. 用大火收汁，倒入适量水淀粉勾芡，放入葱段，快速翻炒均匀，装入碗中。

西蓝花 ●绿灯食物

每日适宜食用量：100~200克

每100克所含基础营养素

热量 / 113 千焦
碳水化合物 / 3.7 克
蛋白质 / 3.5 克
脂肪 / 0.6 克
膳食纤维 / 2.5 克

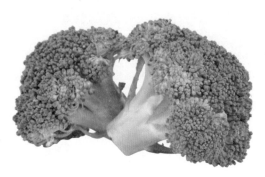

营养功效

西蓝花除了含有胡萝卜素、B族维生素、维生素C、锌、硒等营养成分外，还含有多种具有抗氧化活性的成分，如类黄酮、花青素、多酚等，有抗氧化、抗突变、增强免疫功能、调节血压、降脂减肥等多种功效。

西蓝花不但能补充一定量的硒和维生素C，而且能供给丰富的胡萝卜素、萝卜硫素、硫代葡萄糖苷，具有阻止癌前病变形成、抑制癌细胞肿瘤生长的作用。

注意事项

因为西蓝花中的维生素C等重要营养成分多为水溶性，而且不耐高热，为了保留营养，烹调西蓝花时最好不要加热太长时间。清炒、蒸或焯熟后凉拌都是很适宜的吃法。

低卡搭配

适合三餐食用

西蓝花 + 洋葱	西蓝花和洋葱均富含胡萝卜素，二者同食可预防消化系统疾病
西蓝花 + 西红柿	二者同食能起到润肠通便、减脂减肥的作用

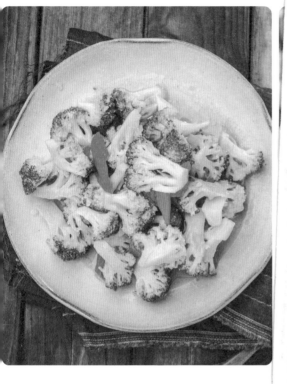

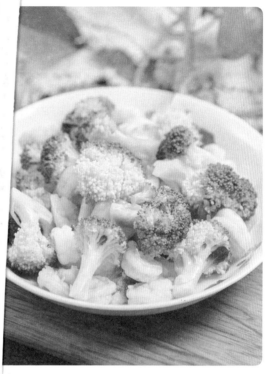

蒜蓉西蓝花

材料:

西蓝花250克，蒜末5克，红椒10克，盐3克，食用油适量

做法:

1. 红椒切块；西蓝花切成小朵，放淡盐水中浸泡15分钟左右，洗净，放入开水锅中焯水，烫至断生后捞出。

2. 炒锅放适量的油烧热，放入蒜末、红椒块爆香，放入焯烫好的西蓝花朵翻炒。

3. 加盐，炒匀，盛出。

西蓝花炒虾仁

材料:

西蓝花150克，虾仁100克，盐3克，料酒4毫升，水淀粉、食用油各适量

做法:

1. 西蓝花洗净，切小块，放入开水锅中煮1分钟，捞出沥干；虾仁加盐、水淀粉、食用油腌渍约10分钟。

2. 锅中倒油，油热后倒入虾仁，淋料酒，翻炒至虾身弯曲、变色，再倒入西蓝花块，快速炒至全部食材熟软。

3. 加入盐、水淀粉炒匀，盛出。

茭白 ● 绿灯食物

营养表 **每100克所含基础营养素**

热量 / 108.8 千焦
碳水化合物 / 5.9 克
蛋白质 / 1.2 克
脂肪 / 0.2 克
膳食纤维 / 1.9 克

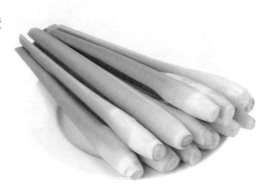

营养功效

茭白热量低、水分高，少量食用便能产生饱腹感，能够减少热量的摄入，达到降脂减肥的目的。而且茭白中含有大量的营养物质，即使食用不多，也能够补充人体所需要的营养。

茭白还含有大量的豆醇，这种物质能够帮助人体有效地清除体内的活性氧，同时能够抑制酪氨酸酶活性，从而阻止黑色素生成。

注意事项

茭白含有较多的难溶性草酸钙，其钙质不容易被人体吸收，所以不适宜消化不良者，脾虚胃寒、肾脏疾病、尿路结石或尿中草酸盐类结晶较多者，腹泻者食用。

将挑选的不嫩不老、肉质洁白、坚实粗壮、去鞘带2~3片包叶的茭白直接装入蒲包，放在清水池（缸）中浸泡，注意要使茭白完全浸没，并且要经常换水，保持水质清洁。该法可保持茭白新鲜无损耗，外观、肉质均佳。

低卡搭配 适合三餐食用

茭白 + 猪瘦肉	茭白有滋阴清肺的功效，猪瘦肉有润肺止咳、滋阴、润喉化痰的功效，二者搭配食用可治疗咽喉干燥等症状
茭白 + 鸭蛋	二者搭配食用可使肠胃的消化能力增强

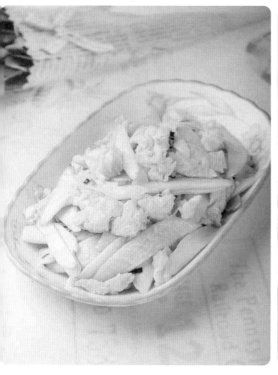
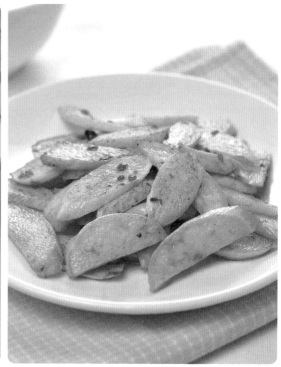

茭白炒鸡蛋

材料：

茭白200克，鸡蛋3个，葱花少许，盐3克，水淀粉5毫升，食用油适量

做法：

1. 洗净去皮的茭白切片；鸡蛋打入碗中，加盐调匀。

2. 锅中注水并烧开，加入盐、食用油，倒入茭白片，煮至断生，捞出，沥干水分。

3. 炒锅注油并烧热，倒入蛋液炒熟，盛出；锅底留油，将茭白倒入锅中，翻炒片刻，放入盐，炒匀，倒入炒熟的鸡蛋，加入葱花，炒匀，淋入水淀粉，炒匀，装盘。

焖茭白

材料：

茭白180克，蒜末、辣椒各少许，盐3克，蚝油10克，芝麻油2毫升，食用油适量

做法：

1. 洗净去皮的茭白切片。

2. 锅中注水并烧开，放盐、食用油，放入茭白片拌匀，煮至半熟，捞出。

3. 锅中倒入食用油并烧热，放入蒜末、辣椒爆香，倒入茭白片，炒匀，放入适量蚝油、盐，炒匀调味。

4. 加入适量清水，大火收汁，倒入少许芝麻油炒匀。

黑木耳 　●绿灯食物

每日适宜食用量：15克（干品）

营养表　每100克所含基础营养素

热量 / 1109.3 千焦
碳水化合物 / 65.5 克
蛋白质 / 12.1 克
脂肪 / 1.5 克
膳食纤维 / 29.9 克

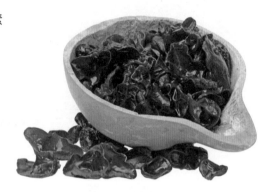

营养功效

　　黑木耳含有大量的粗纤维，有助于促进肠道新陈代谢，刺激肠道蠕动，并将肠道中的毒素排出体外，可预防便秘、肥胖，对控制体重有积极作用。黑木耳富含蛋白质、氨基酸，尤其是卵磷脂、脑磷脂及鞘磷脂，对调节人体自主神经、营养神经细胞均有很好的作用，适合脑力劳动者食用。

注意事项

　　在烹炒前，将干黑木耳放入温水里，加盐浸泡30分钟，可以让干黑木耳快速变软。

　　黑木耳较难消化，并有一定的滑肠作用，故脾虚消化不良或大便稀烂者慎食。

低卡搭配　　　　　　　　　　　　　　　　适合三餐食用

黑木耳 + 竹笋	黑木耳和竹笋都含有丰富的铁质，二者同食可益气补血、防治缺铁性贫血，还能促进肠胃蠕动，帮助排毒
黑木耳 + 草鱼	二者搭配食用有利于促进新陈代谢、降脂减肥

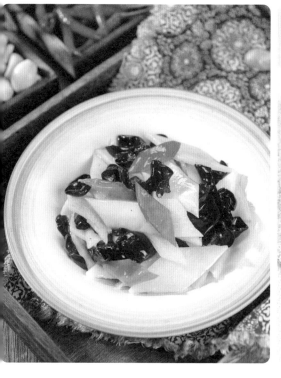
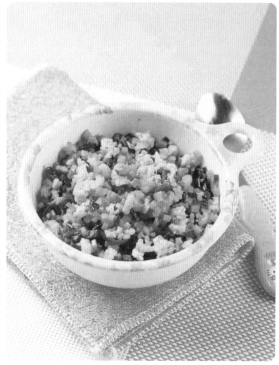

山药炒黑木耳

材料：

水发黑木耳80克，去皮山药200克，圆椒、彩椒各40克，姜片少许，盐、鸡粉各2克，蚝油3克，食用油适量

做法：

1. 洗净的圆椒、彩椒切开去籽，切成块；洗净去皮的山药切开，再切成片。

2. 锅中注水，大火烧开，倒入山药片、黑木耳、圆椒块和彩椒块，煮至断生，捞出。

3. 锅中倒油，倒入姜片爆香，倒入蚝油，再放入煮好的食材，加入盐、鸡粉，翻炒至入味，装入盘中。

肉末黑木耳

材料：

肉末70克，水发黑木耳35克，胡萝卜40克，盐少许，生抽、高汤、食用油各适量

做法：

1. 将洗净的胡萝卜切成粒；把水发好的黑木耳切丝，再改切成粒。

2. 锅中倒油，倒入肉末，搅散，炒至转色，淋入少许生抽，拌炒，倒入胡萝卜粒，炒匀，放入黑木耳粒，炒香，倒入适量高汤，炒匀。

3. 加入适量盐，将锅中食材炒至入味，把炒好的菜肴装入碗中。

香菇 ● 绿灯食物

每日适宜食用量：20克

营养表 **每100克所含基础营养素**

热量 / 108.8 千焦
碳水化合物 / 5.2 克
蛋白质 / 2.2 克
脂肪 / 0.3 克
膳食纤维 / 3.3 克

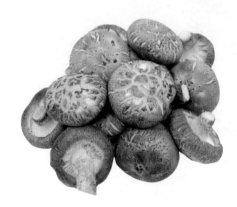

营养功效

香菇可增强有免疫功能的T细胞的活性，有助于提高儿童免疫力。

香菇的菌柄中纤维素含量极高，可以抑制胆固醇的增加，对腹壁脂肪较厚的儿童有一定的减肥效果。香菇还含有大量钙质，能够防治骨质疏松、促进骨骼生长。

注意事项

在选购香菇时，要选购新鲜、有清香、无异味、香菇伞背呈黄色或白色的香菇为

佳。干香菇应放在干燥、低温、避光、密封的环境中储存，发好的香菇要放在冰箱里冷藏。

烹饪前，香菇要提前浸泡1天，其间要经常换水并用手挤出柄内的水，这样既能泡发彻底，又不会造成营养成分大量流失。

低卡搭配

适合三餐食用

香菇 + 莴笋	香菇和莴笋都是高钾低钠食物，二者搭配食用具有利尿、通便、降脂的功效，可用于治疗慢性习惯性便秘、高血脂等
香菇 + 薏米	二者搭配食用可以健脾益胃、消除水肿

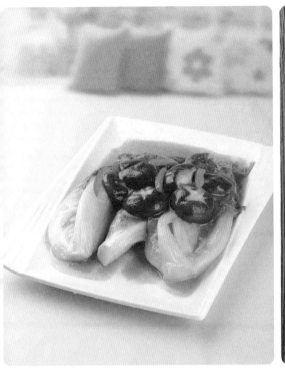

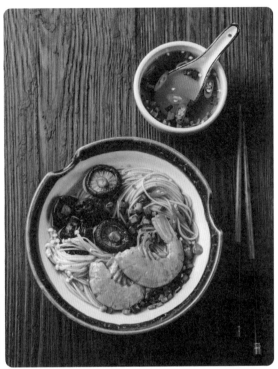

香菇扒生菜

材料：

生菜400克，香菇70克，彩椒50克，姜片、蒜末各少许，盐、蚝油各2毫升，老抽、水淀粉、食用油各适量

做法：

1. 洗净的生菜切开；洗好的香菇切成小块；洗净的彩椒切粗丝。

2. 锅中注水并烧开，放入改好刀的生菜，煮熟后捞出。

3. 锅中倒油，放入姜片、蒜末爆香，放入香菇块、盐、蚝油，炒匀，倒入清水，煮沸，加入老抽、水淀粉，煮至汤汁收浓，浇在生菜上，放上彩椒丝。

香菇面

材料：

面条85克，虾2只，香菇50克，金针菇45克，葱花、红椒圈各10克，生抽、盐各少许，食用油2毫升

做法：

1. 洗好的虾去头。

2. 汤锅中注水并烧开，倒入面条煮熟，捞出装碗。

3. 锅中放入备好的虾、香菇、金针菇，加入少许盐，注入食用油，拌匀，加清水煮2分钟。

4. 将面条放入面碗，加入生抽调味，撒上葱花、红椒圈。

海带 ● 绿灯食物

每日适宜食用量：100克（水发）

营养表 **每100克所含基础营养素**

热量 / 50.2 千焦
碳水化合物 / 2.1 克
蛋白质 / 1.2 克
脂肪 / 0.1 克
膳食纤维 / 0.5 克

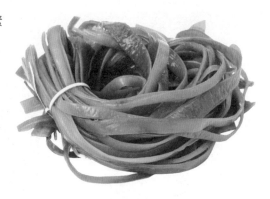

营养功效

海带能化痰、清热、降血压、防治夜盲症、维持甲状腺正常功能，还可以抑制乳腺癌的发生。另外，海带的热量很低，对预防肥胖症颇为有益处。

海带含有的碘和碘化物，有防治缺碘性甲状腺肿的作用；含有的海带氨酸及钾盐有降压的作用；含有的藻胶酸和海带氨酸有降血清胆固醇的作用。

注意事项

脾胃虚寒的病人要忌食海带。

质厚实、形状宽长、身干燥、色淡黑褐或深绿、边缘无碎裂或黄化现象的才是优质海带。选回干海带后，可将干海带剪成长段，洗净，用淘米水浸泡，煮30分钟，放凉后切成条，分装在保鲜袋中，放入冰箱里冷冻储藏。

低卡搭配

适合三餐食用

海带 + 绿豆	二者搭配食用能防治皮肤瘙痒、解暑气、消肿减肥
海带 + 瘦肉	二者搭配食用具有滋阴润燥、补虚养血的功效

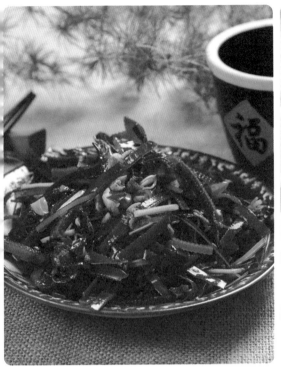
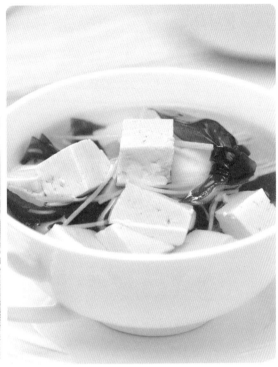

凉拌海带丝

材料:

水发海带100克,熟花生米、香菜、红椒圈各10克,芝麻油5毫升,凉拌醋10毫升,盐、食用油各少许

做法:

1. 洗好的海带切成粗丝。

2. 锅中注入适量清水并烧开,加入少许盐、食用油,倒入海带丝,煮至食材断生后捞出,沥干水分。

3. 把海带丝装入碗中,加入熟花生米、香菜、红椒圈、盐、凉拌醋、芝麻油,搅拌至食材入味,装盘。

豆腐海带汤

材料:

豆腐200克,水发海带150克,姜丝10克

做法:

1. 洗净的海带划开,切成小块;洗净的豆腐切成小方块。

2. 锅中注入适量清水并烧开,倒入切好的海带块、豆腐块、姜丝,拌匀,用大火煮煮至入味。

3. 关火后盛出煮好的汤料。

西瓜

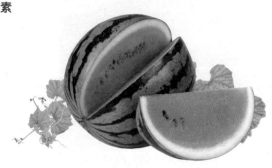

营养表 **每100克所含基础营养素**

热量 / 129.8 千焦
碳水化合物 / 6.8 克
蛋白质 / 0.5 克
脂肪 / 0.3 克
膳食纤维 / 0.2 克

营养功效

　　西瓜含水丰富，热量较低，是消夏解渴的佳品。西瓜除了不含胆固醇外，几乎含有人体所需的所有营养成分，如葡萄糖、果糖、蔗糖、膳食纤维、钙、磷、谷氨酸、瓜氨酸以及丰富的维生素C。西瓜含有的苹果酸有助于加速体内热量的消耗，可防止肥胖；含有的谷氨酸、磷酸、丙氨酸等还能促进胃肠道中铅、汞、锰的排放，调节血糖水平。

注意事项

　　西瓜直接吃或榨汁喝都可以。西瓜皮对咽喉炎有很好的治疗作用，还可以润泽皮肤。

　　西瓜性偏寒，脾胃虚寒、寒积腹痛、小便频、小便量多、慢性肠炎、胃炎、胃及十二指肠溃疡等属于虚冷体质的人，以及糖尿病患者、产妇及经期中的女性不宜食用。

低卡搭配

适合午餐、加餐食用

西瓜 + 苹果	二者搭配食用具有补虚损、益肺胃、生津润肠的功效
西瓜 + 黄桃	二者搭配食用具有清热解暑、除烦止渴、降压美容、利水消肿的功效

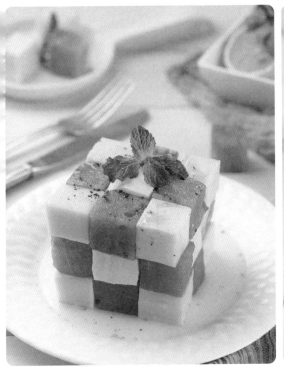
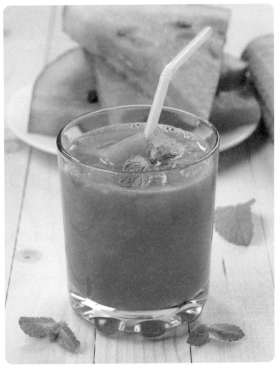

西瓜沙拉

材料:

西瓜半个,奶酪1块,柠檬半个,橄榄油20毫升,黑胡椒1克

做法:

1. 将西瓜切成长条块,把瓜肉切成小正方体。

2. 将奶酪切成厚块,改切成与西瓜大小等同的小正方体。

3. 将奶酪块和西瓜块堆成魔方形状,倒入橄榄油、黑胡椒,再挤上柠檬汁。

西瓜汁

材料:

西瓜果肉150克

做法:

1. 将西瓜果肉切成小块。

2. 取榨汁机,选择搅拌刀座组合,倒入切好的西瓜果肉,注入少许纯净水,盖上盖,选择"榨汁"功能,榨取果汁。

3. 断电后将果汁倒入杯中。

苹果 ● 黄灯食物

每日适宜食用量: 1~2个

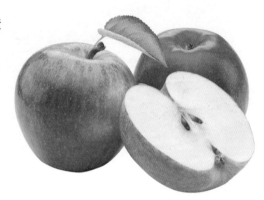

营养表 **每100克所含基础营养素**

热量 / 217.7 千焦
碳水化合物 / 13.5 克
蛋白质 / 0.4 克
脂肪 / 0.2 克
膳食纤维 / 1.2 克

营养功效

苹果中含有丰富的果胶，果胶属于可溶性膳食纤维，能刺激肠道蠕动、调节肠道有益菌群、减少小肠对胆固醇的吸收。常吃苹果能改善新陈代谢，预防肥胖、高血脂、高血压、皮肤干燥瘙痒等多种病症。

注意事项

苹果中的多酚类物质主要存在于苹果皮中，在充分洗净其表面的农药残留等物质的前提下，应将果皮与果肉一同吃掉。

苹果去皮后，果肉中的酚类物质会发生氧化，变成褐色，但并非变质。因为这种变化不仅会影响外观，还会消耗果肉表面的营养成分，所以苹果切开后最好尽快食用。

低卡搭配

适合早餐、加餐食用

苹果 + 胡萝卜	二者同食，能有效增强免疫力，预防便秘、肥胖
苹果 + 生菜	二者同食可开胃消食、降脂减肥

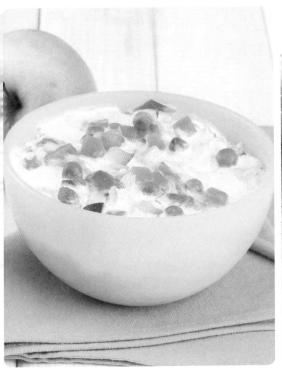

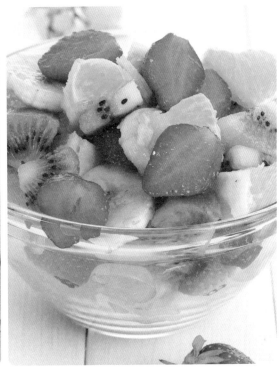

苹果奶代餐

材料：

苹果80克，胡萝卜50克，圣女果、黄瓜各30克，豌豆20克，脱脂牛奶300毫升

做法：

1. 洗净的苹果、黄瓜去皮，切小块；洗净的胡萝卜、圣女果切小块。

2. 锅中倒入少量水并烧开，倒入苹果、黄瓜、胡萝卜、圣女果、豌豆，略煮片刻，倒入脱脂牛奶，拌匀，煮沸。

3. 装入碗中。

水果沙拉

材料：

草莓80克，去皮苹果150克，猕猴桃80克，橙子1个，香蕉50克，酸奶50克

做法：

1. 洗净的草莓对半切开；猕猴桃去皮切小块；橙子去皮切小块；香蕉切片；苹果切开，切成丁。

2. 取一盘，倒入酸奶，放入水果。

梨

每日适宜食用量：1~2个

每100克所含基础营养素

热量 / 213.5 千焦
碳水化合物 / 13.3 克
蛋白质 / 0.4 克
脂肪 / 0.2 克
膳食纤维 / 3.1 克

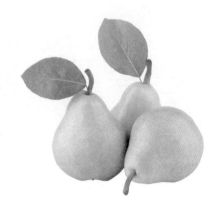

营养功效

　　梨含有大量的钾、钠、钙、镁、硒、铁、锰等矿物质成分和葡萄糖、果糖、苹果酸、胡萝卜素等。此外，梨所含的配糖体及鞣酸等成分能化痰止咳，对咽喉具有养护作用；梨中的果胶含量很高，有助于消化，具有减肥、生津、润燥、清热、化痰、解毒等功效。

注意事项

　　宜选购果粒完整、无虫害、无压伤、坚

实的梨；宜将梨置于室内阴凉角落处，如需冷藏，可装在纸袋中放入冰箱保存2~3天。

　　为防止残留农药危害身体，最好将梨洗净削皮食用。梨对高血压、心脏病患者具有良好的食疗作用。煮熟的梨有助于肾脏排泄尿酸和预防痛风、风湿病、关节炎。

低卡搭配

适合午餐、加餐食用

梨 + 西红柿	二者同食具有消痰去火、清肠排毒的功效，适合肺热咳嗽、痰多、便秘等患者食用
梨 + 橙子	二者同食具有润肺止咳、润肠通便的功效，适合消化不良、便秘、肺热咳嗽等患者食用

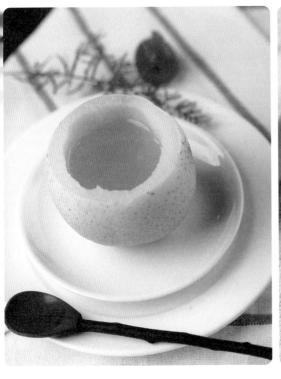 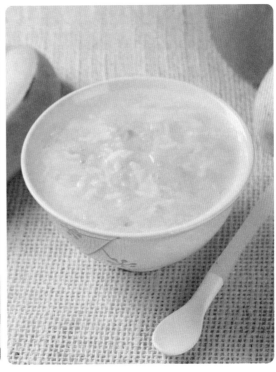

麻贝梨

材料:

雪梨120克,川贝粉、麻黄各少许

做法:

1. 洗净的雪梨切去顶部,挖出里面的瓤,制成雪梨盅。

2. 在雪梨盅内放入川贝粉、麻黄。

3. 蒸锅注入并烧开,将雪梨盅放入蒸盘,盖上锅盖,用小火蒸20分钟,关火后取出雪梨盅,打开盅盖,拣出麻黄,趁热饮用。

梨粥

材料:

水发大米80克,梨60克

做法:

1. 梨去皮,切成小块。

2. 锅中注入适量清水并烧开,倒入洗净的大米,盖上锅盖,烧开后用小火煮至大米熟软。

3. 揭开锅盖,倒入切好的梨,用大火略煮片刻,关火后盛出。

草莓　● 黄灯食物

每日适宜食用量：100~150克

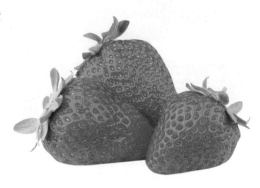

营养表 **每 100 克所含基础营养素**

热量 / 125.6 千焦
碳水化合物 / 7.1 克
蛋白质 / 1 克
脂肪 / 0.2 克
膳食纤维 / 1 克

营养功效

　　草莓的营养价值很高，其中的维生素C含量是苹果的11倍，还含有丰富的膳食纤维、维生素A、维生素E、B族维生素及钙、钾、镁、锌、硒等营养物质。

　　草莓中的果胶具有很强的吸附能力，能吸收肠道内的有害物质，刺激肠壁，促进消化液分泌及肠道的蠕动，防止食物残渣在肠道中腐化，对腹部肥胖者大有裨益。

注意事项

　　草莓属于浆果，很容易碰破或变质，需轻拿轻放、尽快吃完。清洗时不要揉搓，可用淡盐水或淘米水略微浸泡。

低卡搭配

适合加餐食用

草莓 + 葡萄	葡萄和草莓都含有丰富的铁元素，二者同食可促进人体对铁的吸收、预防贫血
草莓 + 芹菜	二者同食具有降压利尿、降糖消脂、防癌抗癌的功效

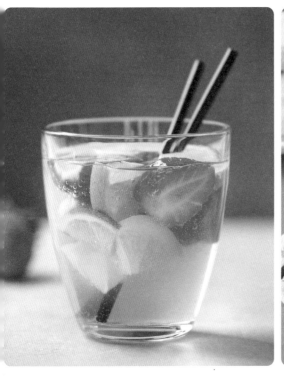

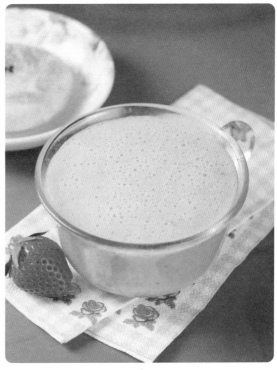

草莓柠檬气泡水

材料:

草莓5个,柠檬1个,气泡水200毫升

做法:

1. 草莓洗净切块;柠檬洗净切片。

2. 将草莓块和柠檬片放入杯子,加入气泡水。

草莓香蕉奶糊

材料:

草莓80克,香蕉100克,酸奶100克

做法:

1. 将洗净的香蕉切去头尾,剥皮,切成条,再改切成丁;洗好的草莓去蒂,对半切开。

2. 取榨汁机,选择搅拌刀座组合,倒入切好的草莓、香蕉,加入酸奶,盖上盖,选择"榨汁"功能,榨取果汁。

3. 断电后揭开盖,将榨好的奶糊装入杯中。

桃子

每日适宜食用量: 2~4个

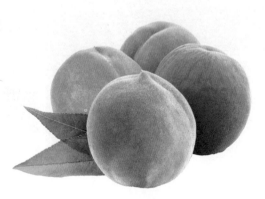

营养表 **每100克所含基础营养素**

热量 / 200.9 千焦
碳水化合物 / 12.2 克
蛋白质 / 0.9 克
脂肪 / 0.1 克
膳食纤维 / 1.3 克

营养功效

桃子富含果胶，果胶进入大肠后能吸收大量的水分，达到预防便秘的效果。

注意事项

好的桃子果体大、形状端正、外皮无伤、无虫蛀斑、手感不软不硬。桃子宜放入冰箱冷藏。

婴幼儿不宜食用桃子，因为桃子中含有大量的大分子物质，婴幼儿的肠胃蠕动能力差，无法消化这些物质，很容易出现过敏反应。没有完全成熟的桃子不宜食用，否则会引起腹胀或腹泻。

低卡搭配

适合午餐、加餐食用

桃子 + 山药	二者搭配食用能润燥生津、补脾养胃，对儿童脾虚食少、肺虚咳喘等症有积极作用
桃子 + 冰糖	二者搭配食用能通便、提高免疫力、生津润肺，适用于小儿肺虚咳嗽、肠燥便秘等症

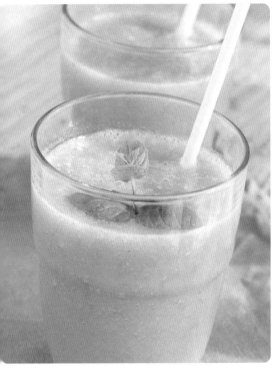 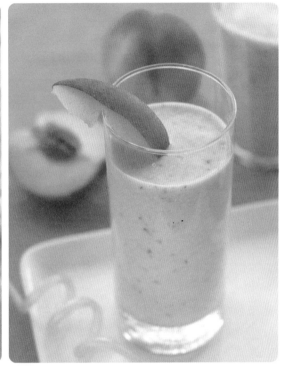

桃子芒果汁

材料：

桃子1个，芒果1个

做法：

1. 桃子、芒果洗净，去皮，去核，切块。
2. 将所有处理过的材料放进榨汁机中榨成汁，倒入杯中，搅拌均匀即可饮用。

桃子思慕雪

材料：

桃子80克，苹果40克，牛奶80毫升，酸奶100克，肉桂粉10克

做法：

1. 洗净的桃子切开，去核，切小块；洗净的苹果去皮，去核，切成块。
2. 将苹果块和桃子块倒入榨汁机，加入牛奶、酸奶、肉桂粉，盖上盖，启动榨汁机，榨约30秒。
3. 断电后揭开盖，将奶昔倒入杯中。

橙子 ●黄灯食物

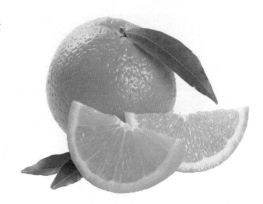

每日适宜食用量：1~2个

营养表 每100克所含基础营养素

总热量 / 196.7 千焦
碳水化合物 / 11.1 克
蛋白质 / 0.8 克
脂肪 / 0.2 克
膳食纤维 / 0.6 克

营养功效

橙子含有大量维生素C和胡萝卜素，可以抑制致癌物质的形成，还能软化和保护血管，促进血液循环，降低胆固醇和血脂。

橙皮果胶能使食物迅速通过消化道，减少外源性胆固醇的吸收，缓解肠胃胀满、充气，促进消化。多吃富含维生素C的水果和蔬菜有助于恢复皮肤弹性，防止过敏反应的发生。

注意事项

在挑选橙子的时候，可留意以下三个方面：颜色越深，说明越成熟；有重量感的橙子水分多；表皮薄且滑的优于表皮粗糙的。橙子保存在通风处即可。

低卡搭配

适合午餐、加餐食用

橙子 + 樱桃	二者搭配食用能促进消化、提高免疫力
橙子 + 银耳	二者搭配食用具有补气和血、润肠益胃、降脂减肥的功效

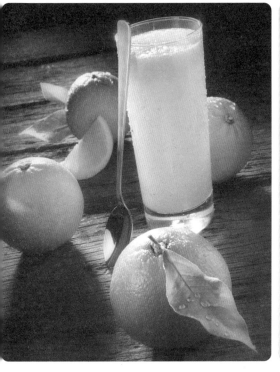

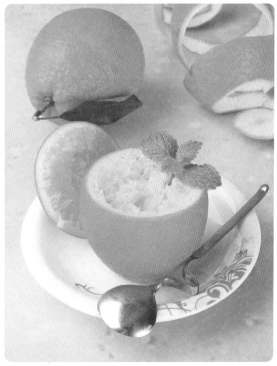

鲜橙汁

材料：

橙子150克

做法：

1. 洗净的橙子去皮，切成小瓣。

2. 取榨汁机，选择搅拌刀座组合，倒入切好的食材，注入少许纯净水，盖上盖，选择"榨汁"功能，榨取果汁。

3. 断电后将果汁倒入杯中。

鲜橙蒸水蛋

材料：

橙子180克，蛋液90克，白糖2克

做法：

1. 洗净的橙子切去头尾，在其1/3处切开，挖出果肉，制成橙盅；将橙子果肉切成碎末。

2. 取一碗，倒入打散的蛋液，放入橙子碎，加入白糖，用筷子搅拌均匀，再注入清水拌匀。

3. 取橙盅，倒入拌好的蛋液，至七八分满，盖上盅盖，放入烧开的蒸锅中蒸18分钟。

葡萄

每日适宜食用量：150克

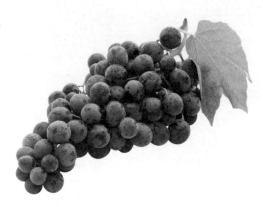

营养表 **每100克所含基础营养素**

热量 / 180 千焦
碳水化合物 / 10.3 克
蛋白质 / 0.5 克
脂肪 / 0.2 克
膳食纤维 / 0.4 克

营养功效

葡萄中的维生素C有助于增强肠道免疫力，促进肠道蠕动和代谢，防止便秘，对腹部肥胖的儿童很有益处。

花青素是使葡萄呈现深紫色的主要营养素，可帮助肝脏与胃肠道清除废物与毒素，同时有助于消除体内的自由基，防止氧化作用的发生。

足、肥胖、脾胃虚寒、服用人参不久者慎食葡萄。

清洗葡萄一定要彻底，应先把果粒都摘下来，用清水泡5分钟左右，再逐个清洗。吃葡萄最好连葡萄皮一块吃，因为皮中的营养成分非常丰富。

注意事项

糖尿病、便秘、阴虚内热、津液不

低卡搭配

适合午餐、加餐食用

葡萄 + 山药	葡萄和山药均有补虚养胃的功效，二者搭配食用可滋补肝肾、健脾养胃
葡萄 + 薏米	葡萄有健脾和胃的功效，薏米有利尿除湿的功效，二者搭配食用可达到健脾利湿、降脂减肥的效果

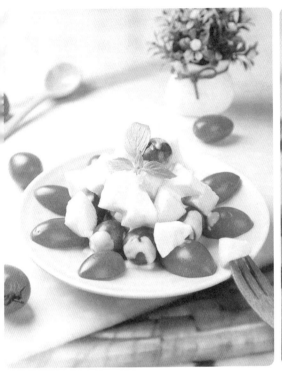
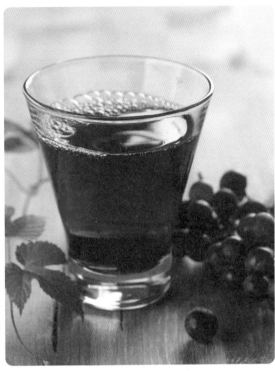

葡萄苹果沙拉

材料:

葡萄80克,去皮苹果150克,圣女果40
克,酸奶50克

做法:

1. 洗净的圣女果对半切开;葡萄洗净;苹
果切开去核,切成丁。

2. 取一盘,摆放上切好的圣女果、葡萄
粒、苹果丁,浇上酸奶。

葡萄汁

材料:

葡萄150克

做法:

1. 将洗净的葡萄切开,去籽。

2. 取榨汁机,选择搅拌刀座组合,倒入葡
萄,注入少许纯净水,盖上盖,选择"榨
汁"功能,榨取果汁。

3. 断电后将果汁倒入杯中。

柚子

● 黄灯食物

每日适宜食用量：150克

营养表 **每 100 克所含基础营养素**

热量 / 171.6 千焦

碳水化合物 / 9.1 克

蛋白质 / 0.8 克

脂肪 / 0.2 克

膳食纤维 / 0.4 克

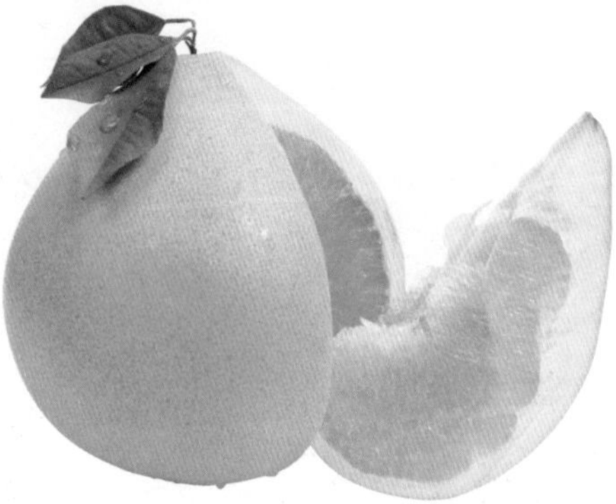

营养功效

柚子中丰富的有机酸和果胶成分可促进消化液分泌、调节肠道菌群，对消化不良、腹胀、呕吐、便秘及腹泻有一定的调理作用。

柚子的热量极低，常吃柚子有助于降低胆固醇、减肥、美容，还可降低血液黏稠度，减少血栓形成。柚子含有维生素P，能加快受伤皮肤组织的恢复。

注意事项

因为柚子及其他柑橘类水果中的类黄酮等成分会影响药物在人体内的吸收、利用和代谢过程，所以在服药前后不要吃柚子等柑橘类水果。

低卡搭配

适合午餐、加餐食用

柚子 + 苹果	二者搭配食用具有补充维生素、增强免疫力的功效
柚子 + 西红柿	二者搭配食用可以起到滋阴润燥、清肠通便的功效

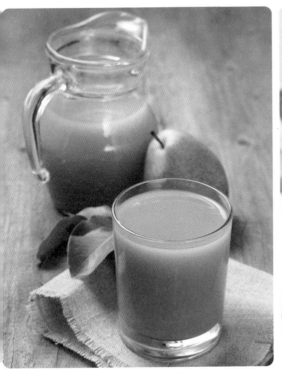

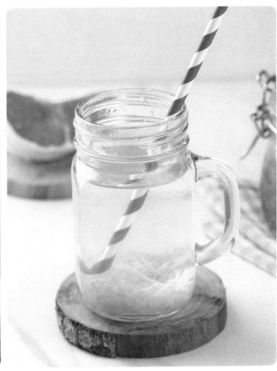

柚子梨汁

材料：

柚子150克，梨100克

做法：

1. 柚子去皮，果肉切块；洗净的梨切开，去核，切小块。

2. 取榨汁机，选择搅拌刀座组合，倒入柚子块、梨块，注入少许纯净水，盖上盖，选择"榨汁"功能，榨取果汁。

3. 断电后将果汁倒入杯中。

蜂蜜柚子茶

材料：

柚子1个，蜂蜜、冰糖、盐各适量

做法：

1. 用盐擦洗柚子表皮后冲洗柚子，剥开柚子，取皮切丝，果肉撕碎。

2. 柚子皮倒入锅中，加水、适量盐，煮至透明，捞出。

3. 将煮好的柚子皮再倒入锅中，加入适量冰糖，加入清水煮至黏稠，放入果肉稍煮。

4. 倒入罐子中，加入适量蜂蜜，密封后冷藏。

木瓜　

每日适宜食用量：150克

营养表 **每100克所含基础营养素**

热量 / 113 千焦
碳水化合物 / 7 克
蛋白质 / 0.4 克
脂肪 / 0.1 克
膳食纤维 / 0.8 克

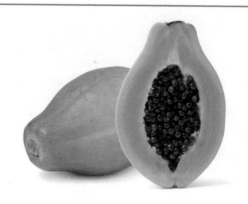

营养功效

　　成熟的木瓜营养丰富，含有大量的蛋白质、维生素C、胡萝卜素和酶类，其中木瓜蛋白酶具有消食化积的作用，能促进消化，帮助脂肪代谢，有利于消除便秘、预防肥胖。

　　儿童常吃木瓜可加快新陈代谢、改善血液循环、舒筋通络、提高免疫力。

不能加热吃，否则会破坏其中的维生素。

　　熟木瓜以手感较轻、肉质紧实、颜色橙红、均匀无斑点、瓜蒂新鲜为佳。青木瓜宜挑选瓜肚大、皮色青绿、光滑无斑点、无磕碰的。木瓜应放于冰箱冷藏保存。

注意事项

　　木瓜一般直接生吃或搭配其他水果做水果沙拉，榨汁饮用也是很健康的吃法，但绝

低卡搭配

适合午餐、加餐食用

木瓜 + 百合	二者搭配食用具有平肝清热、降压减肥的功效
木瓜 + 鲈鱼	二者搭配食用具有益脾健胃、补肝益肾的功效

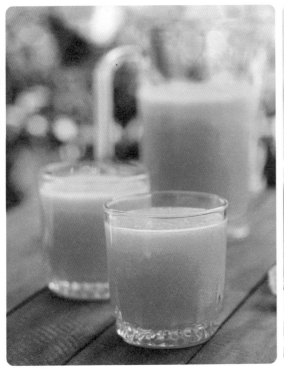
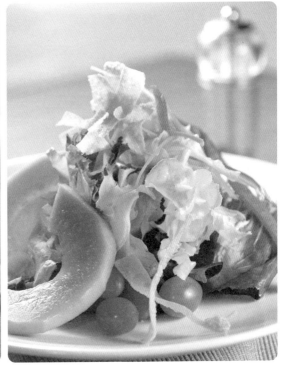

木瓜汁

材料:

木瓜300克

做法:

1. 洗净去皮去瓤的木瓜，切小块。
2. 取榨汁机，放入木瓜，加入少许矿泉水。
3. 盖上盖，榨取木瓜汁，倒入杯中。

木瓜蔬菜沙拉

材料:

木瓜150克，紫甘蓝100克，圣女果90克，
炸腐竹10克，生菜60克，沙拉酱10克

做法:

1. 洗净去皮的木瓜切片，紫甘蓝、生菜撕小块。
2. 将木瓜片、紫甘蓝块、生菜块、圣女果装入碗中，倒入沙拉酱，拌匀，盛入盘中，放上炸腐竹。

樱桃

每日适宜食用量：150克

每 100 克所含基础营养素

热量 / 192.5 千焦
碳水化合物 / 10.2 克
蛋白质 / 1.1 克
脂肪 / 0.2 克
膳食纤维 / 0.3 克

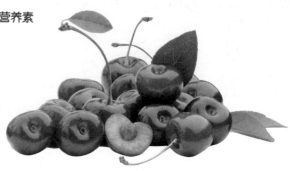

营养功效

樱桃中含有的维生素和膳食纤维有助于脂类的排泄，能够降低血液中胆固醇的含量，起到降脂减肥的作用。

樱桃含有丰富的花青素，能促进体内胰岛素的合成，增加人体内部胰岛素的含量，从而达到调节正常血糖的功效，对肥胖儿童预防糖尿病有积极作用。

注意事项

樱桃性温热，所以热性病及虚热咳嗽者及便秘、痔疮、喉咙肿痛者慎食。

樱桃虽然有很高的营养价值和保健作用，但不可一次吃太多，否则不利于控制血糖。

低卡搭配

适合午餐、加餐食用

樱桃 + 酸奶	二者搭配食用具有健脾养胃、促进消化、降脂减肥的功效
樱桃 + 橙子	二者搭配食用具有生津止渴、和胃消食、润肠通便的功效

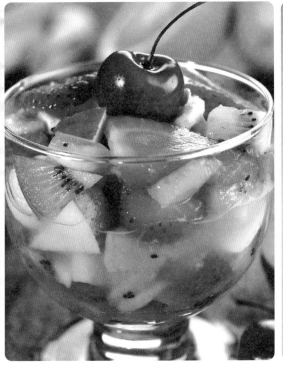
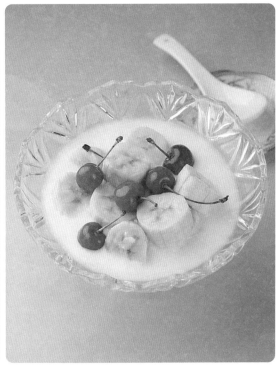

樱桃草莓沙拉

材料：

樱桃、草莓、猕猴桃、菠萝肉各80克，苹果70克

做法：

1. 洗净的草莓对半切开；猕猴桃去皮切小块；菠萝肉切小块；苹果切开去核，切成丁。

2. 取杯子，放入洗净的樱桃及切好的水果。

樱桃香蕉

材料：

香蕉120克，樱桃50克，酸奶80克

做法：

1. 香蕉剥取果肉，切段。

2. 取一个水晶托盘，倒入酸奶，放入香蕉段，最后加入洗净的樱桃。

虾仁

每日适宜食用量：100克

每100克所含基础营养素

热量 / 833 千焦
碳水化合物 / 27.7 克
蛋白质 / 20.8 克
脂肪 / 0.6 克

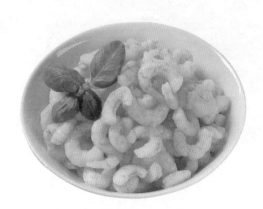

营养功效

　　虾可温补脾胃、改善食欲，且其肉质松软、易消化，富含优质蛋白质及多种维生素、矿物质，而脂肪含量极低，对于需要控制饮食的肥胖儿童来说是极好的食物。儿童经常吃虾还能促进大脑和神经系统发育，提高智力和学习能力。虾中含有丰富的镁，可以调节心脏活动、促进血液循环、保护儿童的心血管系统。

　　虾有温补肾气的效果，对先天不足、体质虚寒的儿童有一定的补益效果，脾虚腹泻、消化不良的孩子可经常吃一些虾。

注意事项

　　虾的头和肠中有害物质较多，应去掉后再烹调。

　　新鲜的虾体形完整，呈青绿色，外壳硬实、有光泽，头和身连接紧密，肉质细嫩、有弹性。可将虾剥除虾壳和头、挑去虾线，洗净沥干水分，然后淋上少许料酒，再放入冰箱冷冻。

低卡搭配

适合三餐食用

虾仁 + 鸡蛋	虾仁和鸡蛋均营养丰富，对儿童的生长发育具有促进作用
虾仁 + 玉米	虾仁和玉米含有丰富的蛋白质、钙和维生素，有助于儿童身体发育

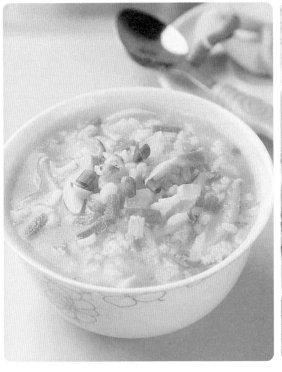
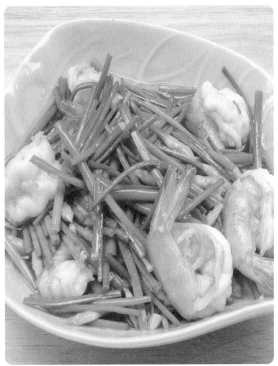

虾仁蔬菜稀饭

材料:

虾仁30克,胡萝卜35克,洋葱40克,秀珍菇55克,稀饭120克,高汤200毫升,食用油适量

做法:

1. 洗净的虾仁煮熟捞出,放凉,切碎;洋葱、胡萝卜切丁;秀珍菇切丝。

2. 砂锅淋入少许食用油,倒入洋葱炒香,放入胡萝卜丁、虾仁碎、秀珍菇丝,炒匀,倒入高汤,加入稀饭,拌匀、炒散,盖上盖,烧开后用小火煮至食材熟透。

3. 关火后将煮好的稀饭装入碗中。

韭菜薹炒虾仁

材料:

韭菜薹150克,虾仁50克,盐3克,料酒4毫升,鸡粉、水淀粉、食用油各适量

做法:

1. 将洗净的韭菜薹切段;虾仁去除虾线,加盐、鸡粉、水淀粉、食用油腌渍10分钟。

2. 锅中倒油,放入韭菜薹段,倒入处理好的虾仁,淋入料酒,炒至虾身变色、全部食材熟软,加入盐,炒匀。

3. 倒入水淀粉勾芡,将炒好的食材盛入盘中。

扇贝 ● 黄灯食物

每日适宜食用量：50~150克

营养表　每100克所含基础营养素

热量 / 251.2 千焦
碳水化合物 / 2.6 克
蛋白质 / 11.1 克
脂肪 / 0.6 克

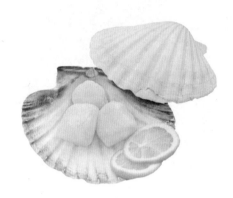

营养功效

　　扇贝富含蛋白质、钙、锌、硒等营养物质，且脂肪含量非常低，适合需要控制饮食的肥胖儿童食用。常吃扇贝可健脑明目，预防近视的发生和发展，还可促进肠胃蠕动，预防消化不良和便秘。扇贝中的多糖和维生素E具有很好的抗氧化作用，能够预防自由基对细胞的伤害。

注意事项

　　鲜活的扇贝应挑选外壳颜色鲜亮、有光泽、大小均匀的。活扇贝静置时，外壳会微微张开，受到外力刺激后立刻闭合，肉质饱满，而合不上的是死贝。优质干贝色泽微黄、有光泽，表面有白霜，颗粒整齐，肉质坚实饱满、干燥，有特殊的香气。

低卡搭配

适合三餐食用

扇贝 + 百合	扇贝肉质厚实，加入百合后，味道更为鲜香，有利于增进儿童的食欲
扇贝 + 玉米粒	二者搭配食用有助于儿童的智力发育，还能补充维生素 A 和维生素 C，可保护眼睛、提高免疫力

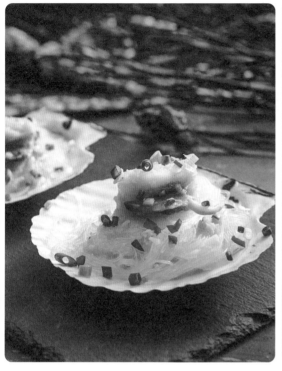

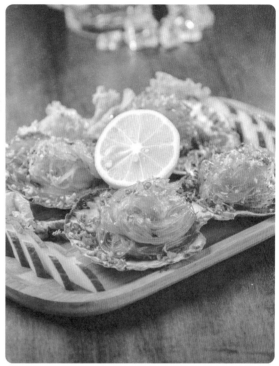

粉蒸扇贝

材料:

扇贝2只,粉丝、蒜蓉、红椒粒、葱花、料酒、盐、食用油各适量

做法:

1. 将贝肉与贝壳分开,贝壳刷洗干净;把贝肉的内脏去除,倒入料酒腌渍片刻。

2. 炒锅中放油烧至两成热,放入蒜蓉,炒成黄色,盛出放凉,加盐调匀。

3. 粉丝泡软,用开水过一下,捞起,放在扇贝壳中,再放上扇贝肉,抹上蒜蓉。

4. 蒸锅注水烧开,放入扇贝,用大火蒸3~5分钟,取出,放上葱花、红椒粒,浇上热油即可。

炭烤扇贝

材料:

扇贝4个,粉丝30克,蒜末20克,红椒10克,柠檬1个,盐2克,食用油适量

做法:

1. 扇贝洗净;粉丝泡软;红椒切圈。

2. 油锅烧热,放入蒜末、红椒圈、盐,混合在一起,挤入几滴柠檬汁,做成调料汁。

3. 将泡软的粉丝放在扇贝壳肉上,浇上调料汁。

4. 将装有食材的扇贝放在烤架上烤熟。

鲈鱼

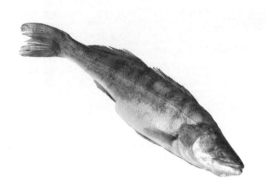

营养表 **每 100 克所含基础营养素**

热量 / 440 千焦

碳水化合物 / 0 克

蛋白质 / 18.6 克

脂肪 / 3.4 克

营养功效

鲈鱼含有丰富的优质蛋白质、多不饱和脂肪酸、维生素以及多种矿物质元素，能补虚强身，对儿童、青少年很有益处。

鲈鱼中含有的蛋白质能促进水分的代谢，可以起到消除水肿的作用，而且还能增加饱腹感。鲈鱼中含有的多不饱和脂肪酸可以降低血液中脂肪的堆积。并且鲈鱼中的蛋白质不会转化成脂肪，可以满足人体所需的营养，还不会使人发胖，很适合减脂期食用。

注意事项

将鲈鱼去鳞、剖腹洗净后，加黄酒腌渍几分钟，能除去腥味，并能使鱼的味道更鲜美。

鲈鱼需要低温保鲜，如果一次吃不完，可以去除内脏，洗净后擦干水分，用保鲜膜包好，放入冰箱冷冻保存。

低卡搭配

适合午餐、晚餐食用

鲈鱼 + 粳米	二者搭配食用益气补血的功效
鲈鱼 + 腐竹	二者搭配食用健脾益气的功效

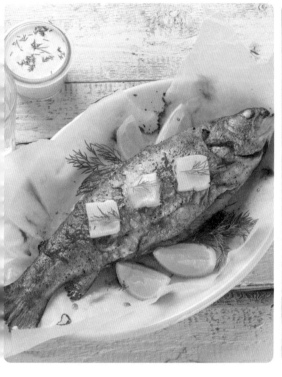
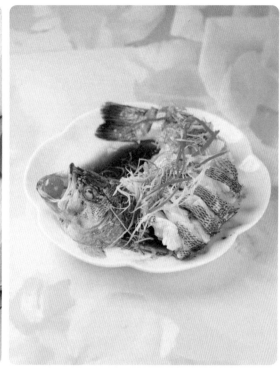

橙汁烤鲈鱼

材料：

橙子1个，鲈鱼1条，盐2克，料酒5毫升，食用油适量

做法：

1. 橙子切片；鲈鱼剖膛，冲洗干净，加盐、料酒、部分橙子片腌渍20分钟。

2. 擦干鱼肚内和表面的水分，平底锅内涂薄薄一层油，放鱼入锅，两面各煎2分钟。

3. 在烤盘中垫入锡纸，将橙子片均匀铺入，放上鱼，包严实。

4. 将烤箱预热至200℃，置中层，烤18分钟左右，取出。

清蒸开屏鲈鱼

材料：

鲈鱼500克，姜丝、葱丝、彩椒丝、胡椒粉、蒸鱼豉油各少许，盐2克，料酒8毫升

做法：

1. 鲈鱼切去背鳍，切下鱼头，鱼背部切一字刀，切成相连的块状，放入盐、胡椒粉、料酒，抓匀，腌渍10分钟。

2. 把鲈鱼放入盘中，摆放成孔雀开屏的造型，放入烧开的蒸锅中蒸7分钟。

3. 将蒸好的鲈鱼取出，撒上姜丝、葱丝、彩椒丝，再加入蒸鱼豉油，浇上热油。

黄鱼　

每日适宜食用量：50~100克

　每 100 克所含基础营养素

热量 / 414.4 千焦

碳水化合物 / 0.8 克

蛋白质 / 17.9 克

脂肪 / 2.5 克

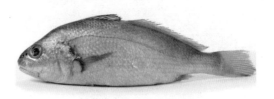

营养功效

黄鱼含有丰富的优质蛋白质、不饱和脂肪酸和维生素B1、维生素B2、烟酸、维生素E、钙、镁、铁、锌、硒等营养物质，具有健脾开胃、益气的作用。而且组氨酸含量丰富，具有促进铁的吸收、防治缺铁性贫血、扩张血管、减轻过敏和哮喘症状等多种功能。

黄鱼肉质鲜美，没有细小的鱼刺，而且富含可促进大脑和神经系统发育的营养物质，特别适合需要控制体重和饮食的肥胖儿童食用。

注意事项

黄鱼不能生吃，必须烹调加工熟透以后才能吃，因为黄鱼中含有大量的寄生虫高温蒸煮以后，这些寄生虫才会死亡，再食用黄鱼也就对人体无害了。

黄鱼是发物的一种，而且含有一些天然的过敏性物质，患有哮喘和过敏性疾病的人群最好不要吃，不然会使病情加重，不利于身体康复。

低卡搭配　　　　　　　　　　　　　　　　　适合午餐、晚餐食用

黄鱼 + 青菜	二者富含优质蛋白质和多种维生素、矿物质、膳食纤维，蒸制能最大限度地保留其中的营养成分
黄鱼 + 鸡蛋	二者富含多种氨基酸，还可补气安神，适合睡眠不安的儿童食用

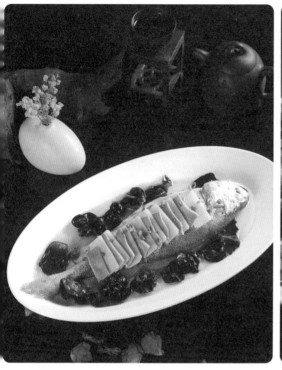
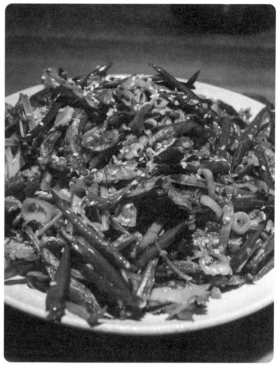

清蒸黄鱼

材料:

黄鱼500克,土豆130克,火腿肠100克,水发黑木耳60克,姜丝、葱花、盐、鸡粉、胡椒粉、蒸鱼豉油各少许,料酒8毫升

做法:

1. 黄鱼剖膛洗净,切花刀,加料酒、盐、姜丝腌渍;土豆切薄片;火腿肠切薄片;黑木耳撕成小朵。

2. 把黄鱼沥干,装入盘中,抹上鸡粉、胡椒粉,撒上姜丝、葱花,再在鱼身上摆上土豆片、火腿肠片,周围放上撕成小朵的黑木耳。

3. 把鱼盘放入烧开的蒸锅中蒸10分钟,取出,浇上蒸鱼豉油。

爆炒小黄鱼

材料:

小黄鱼500克,葱花、姜丝、香菜各15克,干辣椒、泡椒各20克,盐、胡椒粉、料酒、生抽各适量

做法:

1. 小黄鱼剖膛洗净,沥干水分,加盐、胡椒粉、料酒腌渍片刻。

2. 油锅烧热,放入小黄鱼炸至酥脆,捞出。

3. 锅留底油,放入葱花、姜丝、干辣椒、泡椒煸炒,加少许水,放料酒、胡椒粉、生抽,大火烧开,放入小黄鱼炒匀,加香菜稍炒一下,出锅装盘。

猪瘦肉

每日适宜食用量：80克

每100克所含基础营养素

热量 / 598.6 千焦
碳水化合物 / 1.5 克
蛋白质 / 20.3 克
脂肪 / 6.2 克

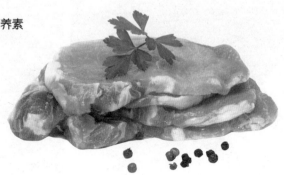

营养功效

　　猪肉中含有丰富的蛋白质、氨基酸及脂肪，能促进人体肌肉生长、滋润皮肤，并能使毛发有光泽，对生长发育迅速的婴幼儿、儿童、青少年非常重要。肥胖儿童适当吃猪瘦肉是可以的，但不可多吃肥肉。

注意事项

　　猪肉最好与豆类食物搭配，因为豆制品中含有大量卵磷脂，可以乳化血浆，使胆固醇与脂肪的颗粒变小，能防止硬化斑块形成。

　　新鲜猪肉有光泽、红色均匀，用手指按压后，凹陷部分能立即恢复。买回家的猪肉先用水洗净，然后分割成小块装入保鲜袋，再放入冰箱冷冻保存。

低卡搭配

适合午餐、晚餐食用

猪瘦肉 + 雪梨	二者同食具有生津润肺、清热化痰的功效，特别适合秋天食用
猪瘦肉 + 香菇	二者同食具有滋阴润燥、补虚养血的功效

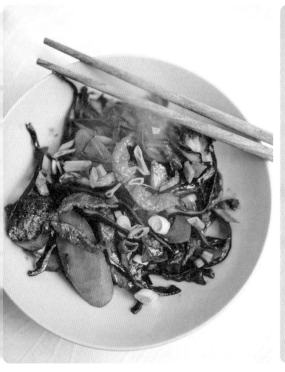
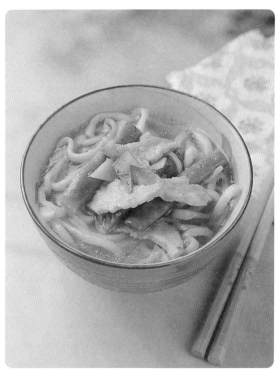

猪瘦肉炒紫甘蓝

材料:

猪瘦肉150克,紫甘蓝100克,胡萝卜、西蓝花各50克,蒜末、葱花各少许,盐3克,料酒、食用油各适量

做法:

1. 洗净的紫甘蓝切丝;胡萝卜切片;西蓝花切小块;猪瘦肉切丝,加入盐、食用油腌渍10分钟。

2. 锅中倒油,放入蒜末,倒入猪瘦肉丝,淋入料酒,炒至转色,倒入紫甘蓝丝、胡萝卜片、西蓝花块,加入盐、葱花,炒匀,盛出装盘。

四季豆瘦肉面

材料:

面条170克,四季豆45克,猪瘦肉片30克,姜片、蒜末各少许,盐、鸡粉各2克,料酒3毫升,生抽6毫升,食用油适量

做法:

1. 洗净的四季豆切长段备用。

2. 锅中倒油,放入姜片、蒜末爆香,放入猪瘦肉片,炒至变色,倒入四季豆炒匀,淋入料酒,注入清水,用大火煮沸,放入面条搅散,转中火煮熟,加入少许盐、鸡粉、生抽,拌匀,略煮片刻,至汤汁入味。

3. 关火后将煮好的面条装入碗中。

鸡肉 ● 黄灯食物

每日适宜食用量：80克

营养表 每100克所含基础营养素

热量 / 699 千焦
碳水化合物 / 1.3 克
蛋白质 / 19.3 克
脂肪 / 9.4 克

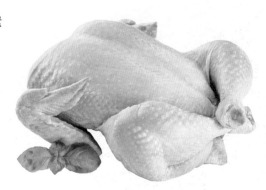

营养功效

鸡肉的脂肪含量很低，蛋白质丰富，非常适合需要控制体重的儿童食用。而且鸡肉中含有的不饱和脂肪酸，能够降低低密度脂蛋白胆固醇，对预防高血脂、减轻体重具有很好的效果。

注意事项

凡内火偏旺和痰湿偏重，患有感冒发热、严重皮肤疾病者禁食；服用铁剂时暂不宜食用鸡肉。

在烹饪鸡肉时，应先切掉鸡屁股和鸡头，因为鸡屁股和鸡头含有很多病毒、细菌、寄生虫，不宜食用。

低卡搭配

适合午餐、晚餐食用

鸡肉 + 口蘑	二者同食具有温中补脾、益气养血、补肾益精的功效，适用于防治脾胃虚弱、食少反胃、气血不足等病症
鸡肉 + 香菇	二者同食具有增强体力、强壮身体的作用，对营养不良、怕冷、贫血等病症具有良好的食疗作用

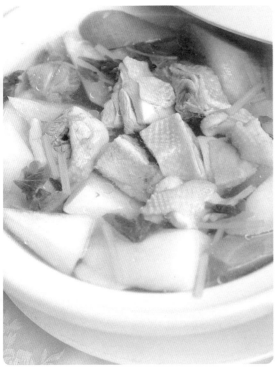
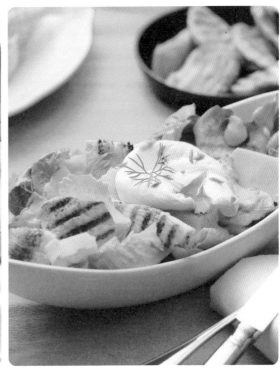

蔬菜鸡肉汤

材料:

鸡肉块350克，白萝卜170克，胡萝卜120克，姜片、香菜各少许，盐3克，料酒适量

做法:

1. 洗净的胡萝卜、白萝卜切成块；锅中注水烧开，倒入鸡肉块汆去血水，捞出待用。

2. 砂锅中注水烧开，倒入鸡肉块、胡萝卜块、白萝卜块、姜片、盐，淋入料酒拌匀，烧开后用小火煮约1小时。

3. 放入香菜，拌匀调味，关火后盛出。

鸡肉沙拉

材料:

鸡胸肉1块，面包片1片，生菜2片，鸡蛋1个，盐、黑胡椒粉、料酒、沙拉酱、橄榄油、食用油各适量

做法:

1. 鸡胸肉切片，加盐、黑胡椒粉、料酒腌渍15分钟；面包片切小块，拌橄榄油，烤箱预热180℃烤6分钟左右。

2. 锅中加少许食用油并烧热，把鸡蛋煎成荷包蛋，捞出；再放入鸡胸肉，两面煎熟。

3. 将生菜叶洗净擦干，铺在盘子底，把面包块、鸡胸肉、荷包蛋铺在上面，挤上沙拉酱。

鸡蛋

每日适宜食用量：每餐50克

营养表 每100克所含基础营养素

热量 / 581.8 千焦
碳水化合物 / 2.4 克
蛋白质 / 13.1 克
脂肪 / 8.6 克

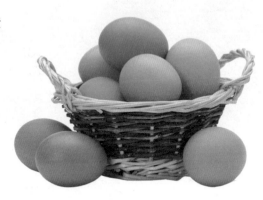

营养功效

　　鸡蛋热量不高，一个鸡蛋所含的热量只相当于半个苹果或半杯牛奶所含的热量。鸡蛋还含有磷、锌、铁、维生素A、维生素B_1、维生素B_2、维生素B_6、维生素D、维生素E，这些营养素都是人体必不可少的，有助于修复或形成新的人体组织、消耗热量和参与复杂的新陈代谢过程等。所以说，鸡蛋非常适合肥胖儿童食用。

注意事项

　　鸡蛋必须煮熟后再吃，不要生吃；打鸡蛋时也要提防沾到鸡蛋壳上的杂菌。鸡蛋的吃法多种多样，就营养的吸收和消化率而言，煮鸡蛋是最佳吃法。不过对儿童来说，蒸蛋羹、打蛋花汤最合适。

低卡搭配

适合午餐、晚餐食用

鸡蛋 + 西红柿	鸡蛋富含营养，却不含维生素C，与富含维生素C 的西红柿搭配食用，既可保证营养全面，还能养颜
鸡蛋 + 韭菜	鸡蛋富含营养，韭菜具有理气活血的功效，二者搭配食用既经济实惠，又能增进食欲

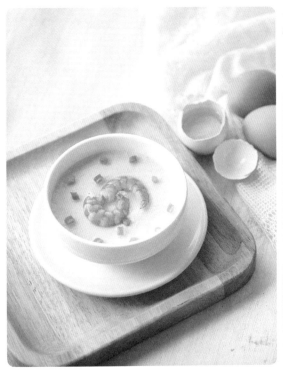

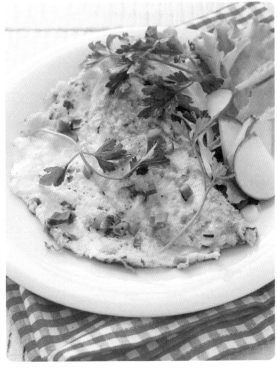

鸡蛋羹

材料：

鸡蛋2个，虾仁90克，姜丝、葱花各少许，盐、料酒、生抽、芝麻油各适量

做法：

1. 虾仁用姜丝、料酒、生抽、芝麻油拌匀腌渍5分钟。

2. 鸡蛋打入碗中，加入盐、清水搅拌片刻，放入烧开的蒸锅中蒸10分钟。

3. 在蛋羹上放上虾仁，再蒸2分钟，取出，撒上葱花。

煎蛋卷

材料：

鸡蛋2个，面粉100克，盐3克，葱花15克，食用油适量

做法：

1. 鸡蛋打入碗中搅散，放入盐和水后搅匀，倒入面粉，搅和均匀成面糊，撒入葱花搅匀。

2. 中火加热平底不粘锅，均匀抹上一层薄油，转小火后倒入一大勺鸡蛋面糊，轻轻晃动锅体，使面糊均匀地向平底锅四周散开，待蛋饼单面固定后，用铲子翻面，把另一面也烙熟，盛出装盘。

3. 依次将剩余的面糊煎成蛋饼。

牛奶 ●黄灯食物

营养表 **每100克所含基础营养素**

热量 / 272 千焦
碳水化合物 / 4.9 克
蛋白质 / 3.3 克
脂肪 / 3.6 克

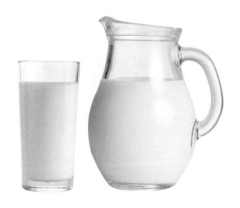

营养功效

　　牛奶中的碳水化合物主要为乳糖，乳糖具有调节胃酸、促进肠胃蠕动和消化腺分泌的作用，并可促进乳酸杆菌的繁殖，抑制致病菌及腐败菌的生长，有利于肠道内正常菌群的活动与繁殖，从而促进脂肪代谢，预防肥胖。

两倍，而脱脂牛奶中几乎不含脂肪。在脱脂过程中，溶解在脂肪里的脂溶性维生素也被一并脱去。

　　超重者或肥胖者可以选择低脂牛奶或脱脂牛奶；没有乳糖不耐受症、体重也不超标者，可以选择全脂牛奶。乳糖酸缺乏症患者不宜饮用牛奶；脾胃虚寒泄泻、痰湿积饮者慎服牛奶。

注意事项

　　全脂、低脂、脱脂的差别主要在脂肪含量上，全脂牛奶的脂肪含量约为低脂牛奶的

低卡搭配　　　　　　　　　　　　　　　　　适合早餐、晚餐食用

牛奶 + 木瓜	木瓜能促进消化、美容养颜，牛奶可养胃，二者搭配食用可保持肠胃健康
牛奶 + 红豆	二者同食具有润肠通便、降血压、降血脂、消除水肿、健脾胃、利水湿、调节血糖、健美减肥的作用

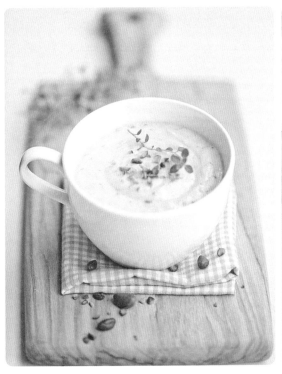

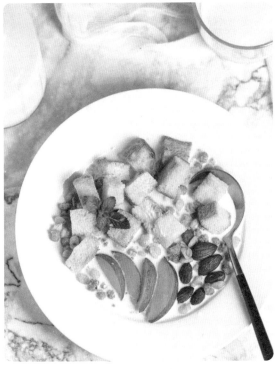

抹茶奶昔

材料：

牛奶150毫升，酸奶100克，抹茶粉20克

做法：

1. 将牛奶和酸奶倒入榨汁机中，加入抹茶粉，启动榨汁机，搅打30秒成奶昔。

2. 断电后将奶昔倒入杯中。

牛奶面包坚果餐

材料：

苹果80克，全麦面包1片，燕麦片50克，巴旦木30克，脱脂牛奶250毫升

做法：

1. 洗净的苹果去核，切成块；面包烤3分钟，切成小块。

2. 将苹果块和面包块、燕麦片、巴旦木放在盘中，倒入牛奶即可食用。

酸奶　● 黄灯食物

每日适宜食用量：150克左右

营养表　**每 100 克所含基础营养素**

热量 / 360 千焦
碳水化合物 / 12.9 克
蛋白质 / 2.8 克
脂肪 / 2.6 克

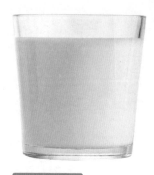

营养功效

　　酸奶具有天生的降脂功效，含有的生物因子具有降血脂、降胆固醇、阻碍人体对脂肪的吸收功能等功效。酸奶在发酵的过程中，乳酸菌会产生大量人体必需的B族维生素，不仅能够调节内分泌平衡，还能有效抑制肠内腐败菌的繁殖，抑制有害物质的产生，促进肠道的蠕动，具有减肥的功效。

注意事项

　　酸奶是牛奶经过发酵而制成的，口味酸甜细滑，营养丰富，能调节机体内微生物的平衡。和新鲜牛奶相比，酸奶不但含有新鲜牛奶的全部招牌营养素，而且能使蛋白质结成细微的乳块，乳酸和钙结合生成的乳酸钙更容易被消化吸收。

　　胃肠道手术后的病人、腹泻或其他肠道疾病患者不适合喝酸奶。

低卡搭配

适合早餐、晚餐食用

酸奶 + 燕麦片	燕麦片、酸奶都有降低胆固醇的作用，二者同时食用可改善因血脂高而造成的肠胃不适症状
酸奶 + 核桃	二者搭配食用具有滋补肝肾、强健筋骨的功效

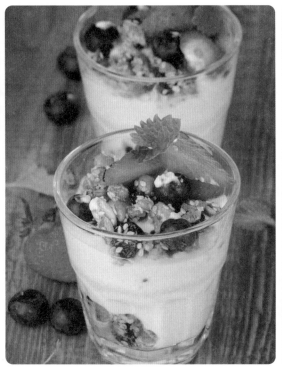

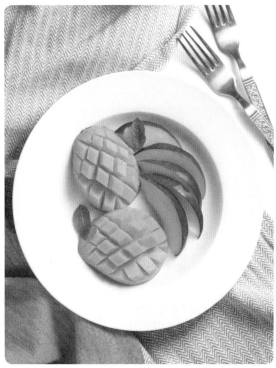

燕麦片浆果酸奶

材料:

燕麦片30克,核桃仁20克,蓝莓50克,草莓80克,酸奶100克,白芝麻适量

做法:

1. 将蓝莓、草莓洗净,备用。

2. 将酸奶倒入杯中,放上燕麦片、核桃仁、蓝莓、草莓、白芝麻即可食用。

水果酸奶沙拉

材料:

苹果80克,燕麦片50克,巴旦木30克,酸奶200克

做法:

1. 洗净的苹果去核,切成片。

2. 将苹果块、燕麦片、巴旦木放在碗中,倒入酸奶即可食用。

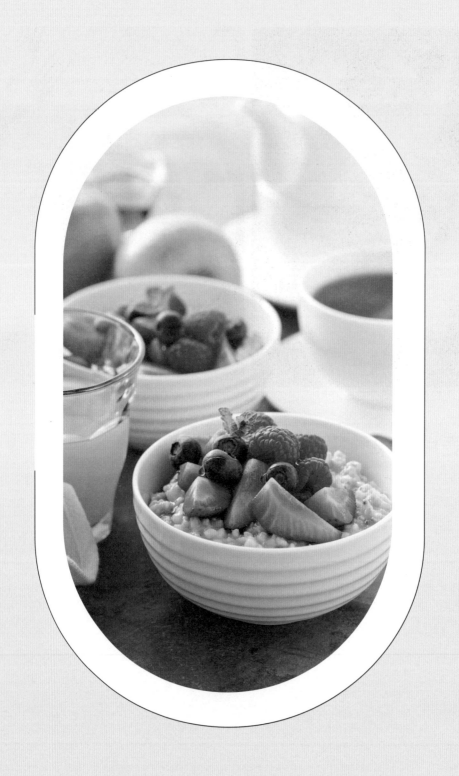

PART 4
营养师一问一答

在帮助孩子控制体重的过程中，家长会遇到很多问题，比如：怎么选择主食和调味料？什么才是好的减肥食物？睡眠对孩子体重有什么影响？很多成人用不吃晚餐的方式减肥，孩子也可以这样吗？……在本章，营养师将一一解答这些问题，让孩子的减肥之路更顺利。

给孩子减肥有哪些注意事项

○ **第一，从导致肥胖的原因入手，帮助孩子建立健康的生活方式**

1. 家长要改变孩子的饮食习惯，调整孩子的饮食结构。

☑ 减少高糖食物（甜品、甜饮料等）的摄入

☑ 保证蛋白质的摄入充足

☑ 尽量避免食用高热量食物

☑ 少吃加工食品

2. 家长要让孩子加强锻炼。

运动可增加热量消耗，提高基础代谢率，是减肥的关键。但需注意的是，不合理的运动容易增加心脏负荷、损伤膝关节，家长可引导孩子进行不以双足为支撑点的项目，如游泳、骑自行车、划船等。

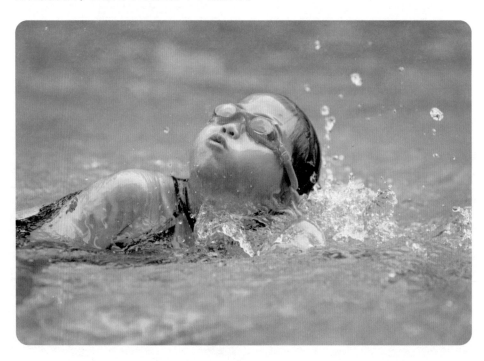

○ 第二，帮助孩子缓解心理压力

家长要关注孩子的身心健康，帮助他们树立信心。

第一，家长要避免和孩子谈论体重，可以多谈谈平时的饮食习惯、锻炼情况、作息习惯，引导孩子建立健康的生活方式。

第二，家长要鼓励孩子多参加户外运动。户外运动有助于强健体魄和树立信心，家长应鼓励孩子多尝试不同类型的运动项目，直到他们找到自己喜欢且能长期坚持的运动项目。

第三，家长要尽可能地和孩子一起吃饭。无论家庭成员的体重如何，餐桌上摆放的食物应该适合每个人。一人减肥，整个家庭支持，帮助孩子减肥应该从家人一起吃好三顿饭开始。

第四，家长要禁止任何人在体重方面戏弄自家孩子。如有必要，家长应与孩子的老师及时沟通并一起解决问题。在孩子被嘲笑或被欺负的时候，家长应给予孩子最有力的帮助和支持，避免校园欺凌。

当然，最重要的是让孩子知道，不管他们变成什么样子，爸爸妈妈都爱他，都会得到足够多的支持和关爱。

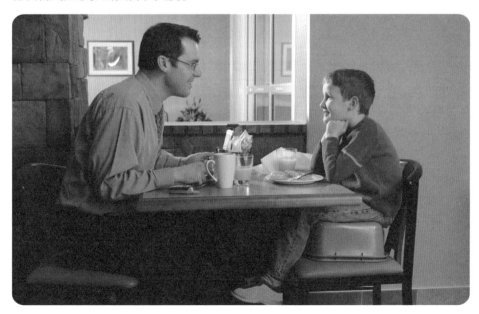

○ 第三，家庭氛围对孩子至关重要

要想控制孩子的体重，家长要和孩子一起创造健康的生活环境。

第一，家长要为孩子提供健康的食物，让孩子吃好。家长可请教专业营养师或自学《中国居民膳食指南》中的知识，掌握健康饮食的方法，为孩子搭配营养餐。

第二，家长要以身作则，保持好自己的体重，多参加户外活动，为孩子做个好榜样。孩子如果看到家长经常锻炼身体并乐此不疲，就有可能主动要求一起锻炼，并形成坚持锻炼的习惯。

第三，家长要确定几项每个家庭成员都能参与的运动项目，如散步、骑自行车、游泳等。闲暇之余，全家一起锻炼。

第四，家长要对孩子的需求保持敏感。孩子可能会对参加某些活动感到不舒服，家长可以帮助孩子找到自己喜欢的活动类型。

第五，家长要努力减少全家久坐的时间，多开展富有激情和挑战性的家庭活动。

控制孩子的饮食、引导孩子多运动，目的是让孩子变得更健康，达到并维持标准体重。家长如果感觉自己无法解决孩子的肥胖问题，可以咨询专业的营养师和健康管理师，通过制订、执行科学有效的个性化方案来帮助孩子控制体重。

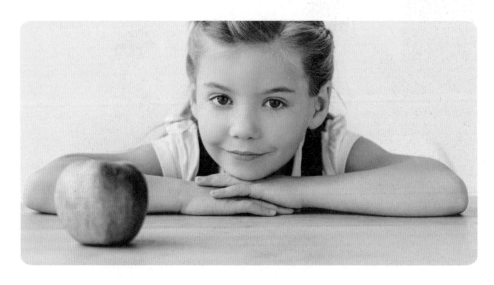

久坐行为与身体活动不足有什么区别

久坐行为是指除睡眠外的一系列以坐姿或卧姿为主要动作形式且热量消耗很低的行为。它与孩子较差的体能、肥胖及心血管代谢疾病有关，还与较差的社会适应性、较弱的自尊及反社会行为有关。

身体活动不足是指身体活动没有达到我国卫生组织的推荐量。5岁以下的孩子每天至少应该活动3小时，5~17岁的孩子每天至少应该进行累计1小时的中等及较大强度的身体活动。

久坐行为对健康的危害是独立于身体活动不足的，也就是说，孩子即使每天都达到了我国卫生组织推荐的运动量，但如果每天仍有较长的久坐行为，其健康状况也还会受到不良影响。

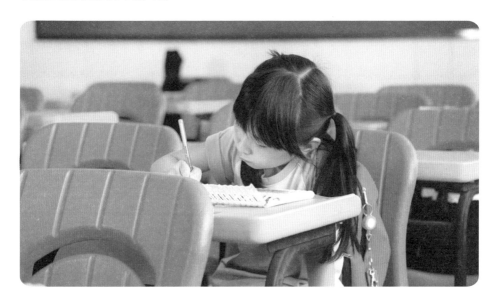

哮喘儿童如何运动

适当的运动是哮喘非药物治疗中非常重要的一环，可以降低哮喘发作的频率和严重程度。哮喘儿童在症状得到有效控制的情况下，可以进行有氧运动。理想的运动频率是每周3~5天，理想的持续运动时间为每次20~30分钟，强度以运动时出现哮喘症状为极限。数据显示，游泳可以改善哮喘儿童的心肺功能、缓解哮喘症状。但是家长要为孩子找到一个条件较好的泳池，不要让病情未得到有效控制的孩子在高氯游泳池中进行中高强度的竞技游泳。

什么才是好的减肥食物

要想控制好孩子的体重，家长一定要为孩子选择好的减肥食物。所谓"好"的标准，就是孩子咀嚼消化这些食物需要消耗的热量要比这些食物提供的热量多。

简单地说，好的减肥食物就是低热量、低糖、高饱腹感、消化慢的食物，具有低热量、高水分、高蛋白和高纤维的特点。但孩子食用好的减肥食物时仍需注意食用量，超量食用也会发胖。

主食类	**谷物类**：玉米、小米、红米、黑米、紫米、高粱、大麦、燕麦、荞麦、藜麦等 **杂豆类**：扁豆、蚕豆、芸豆、绿豆、红豆等 **根茎类**：莲藕、红薯、紫薯等
鱼肉蛋类	**肉类**：鸡胸肉、鸭胸肉、牛里脊、猪里脊、兔肉等 **蛋类**：鸡蛋、鹌鹑蛋、鸭蛋等 **鱼类**：鱼肉、虾贝
蔬菜类	白菜、菠菜、生菜、芹菜、韭菜、包菜、芥蓝、油菜、空心菜、茼蒿、花菜、西蓝花、黄瓜、洋葱、西红柿、南瓜、冬瓜、香菇、木耳、口蘑、茶树菇、金针菇等

科学、健康的减肥速度是多少

科学、健康的减肥速度是每周减0.5~1千克（体重基数大的人除外），所以那些扬言月减几十千克的减肥方式，哪里是在减肥，分明是在"减命"。家长应把孩子的减肥目标设定为一个月减掉孩子初始体重的5%左右比较合理。

为什么是5%呢？因为科学家通过大量数据证明，每个月减掉初始体重的5%的目标是最容易实现的，并且能够让减肥的人感觉到明显的变化。

想减肥的人易心急，但是不要忘了，以科学、健康为前提的减肥方式才能保护孩子的健康。在短期内快速减掉大量体重的减肥方式减掉的不是孩子身体里的脂肪，却可能让孩子出现脱发、月经不调、贫血、肠胃功能疾病等问题，得不偿失。

科学、健康的减肥应该是减少脂肪。每克脂肪会产生约37.67千焦的热量，所以要减掉1千克的脂肪，就医学观点来计算，必须消耗约37672.7千焦的热量。

以一个体重为70千克的女性为例，她每天通过饮食控制减少约1255.8千焦的热量摄入，再通过运动消耗约873.2千焦的热量，坚持一周，能减掉的脂肪还不到0.5千克。

再科学、健康的减肥方式也不会只减脂肪，还会造成水分和蛋白质的流失，所以每周减0.5~1千克的体重是非常合理的。

当然，体重基数大的人消耗的热量更多，他们一开始的减肥速度自然也更快。随着体重基数的减小，他们的减肥速度也会变慢。

家长不要担心孩子减掉的水分和蛋白质。只要孩子每天摄入1800毫升以上的水，再摄入足够的蛋白质，就可以科学、健康地减掉多余的体重了。

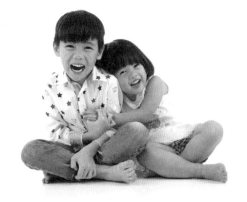

减脂期更适合吃米饭、馒头，还是面条

减脂期要多吃粗粮，但是有些孩子就爱吃米饭、馒头、面条，家长应该怎么办呢？

> 100克熟白米饭的热量约是486千焦
>
> 100克白面馒头的热量约是933千焦
>
> 100克普通面条的热量约是1259.9千焦

不难看出，质量同为100克的三种主食，面食的热量更高一些。因此，在孩子减脂期，家长要引导孩子多吃米饭。选择主食，热量并不是唯一标准。无论是米饭、馒头，还是面条，都属于精制主食，它们会刺激人体分泌胰岛素，导致血糖的大幅度波动，而胰岛素功能异常会导致人体脂肪的堆积。

因此，家长要为孩子选择既利于减肥又健康的主食：混合烹饪各种杂粮，制出杂粮饭；把全麦面、玉米面、莜麦面、黄豆面等混合做成杂粮馒头；把莜麦面、玉米面、小米面等混合做成杂粮面条。同样都是主食，这些食物比精制主食含有更多的膳食纤维、维生素和矿物质，GI更低，饱腹感更强，营养价值更高。

孩子如果实在想吃精制主食，家长就让孩子吃自己拳头大小的一份即可。在减脂期，孩子一周可以吃1~2次精制主食，并且要在早餐或午餐时段吃；在体重维持期，孩子一周可以吃2~4次精制主食，同样要在早餐或午餐时段吃。

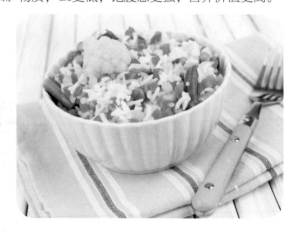

只要控制好热量摄入就能减肥吗

只控制好热量摄入不能减肥。我们吃的食物基本上是由蛋白质、脂肪、碳水化合物、维生素、矿物质、膳食纤维和水这七大营养素组成的，每一种营养素的含量都会对食物的营养评价产生影响，评价高的不一定热量高，而评价低的也不一定热量低。

例如，100克含糖饮料的热量和100克苹果的热量差不多，但是含糖饮料的糖分转化率要比苹果的糖分转化率高得多（也就是说，含糖饮料的GI要比苹果的GI高很多）。而且含糖饮料中的其他营养成分含量不高，而苹果中含有丰富的维生素和膳食纤维。所以，喝完含糖饮料可能让人感觉更饿，而吃完苹果会让人感觉有一定饱腹感。

减脂期吃一些GI低的食物，可以帮助孩子延缓饥饿感，控制多余热量的摄入。总之，家长要为孩子科学搭配各种食物，保证每一餐的营养素比例均衡，让孩子拥有健康的饮食结构，真正做到"吃得饱，还能瘦得健康"。

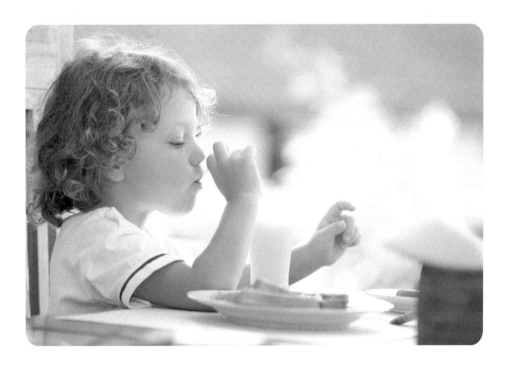

为什么不推荐吃精制大米

大米的谷皮富含B族维生素和膳食
纤维，胚芽富含植物蛋白、维生素E、
不饱和脂肪酸和矿物质，但因为谷皮会
让大米的口感变差，胚芽易发芽，所以
人们在加工大米的时候就把大米的谷皮
和胚芽给去掉了。同时，为了延长大米
的保质期、增加大米的色泽度，加工人
员还可能会往大米中加入一些添加剂。

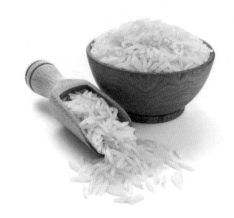

这一系列的操作，不仅让大米丢失了众多营养，还让大米成为了增重"高手"。

主食本来是提供B族维生素的主力，但孩子如果三餐都吃由精制大米做成的
白米饭，就很难获得身体所需的B族维生素。而如果缺乏B族维生素，会让人感到
沮丧、全身乏力、肌肉酸痛、反应迟钝。另外，如果有口味不错的菜肴相配，一
碗又一碗的白米饭很快就能被吃掉，热量在不知不觉中就超标了。

糙米是指去掉外壳的稻米，含有谷皮、糊粉层和胚芽。糙米口感比较粗、质
地紧密，煮起来比较费时，但是糙米的营养价值比精制大米要更高。它虽然没有
精制大米香，但因饭粒外面有层硬皮，需要细细咀嚼才能下咽，大脑有足够的时
间接收饱的信号。

糙米的膳食纤维含量是3.4%，黑米的膳食纤维含量高达3.9%。在其他粗粮
中，小米算是最"细腻"的一种，膳食纤维含量是1.6%，而玉米的膳食纤维含量
高达6.4%、荞麦的膳食纤维含量高达6.5%、大麦的膳食纤维含量高达9.9%。将这
些粗粮与白米饭搭配起来食用，对身体非常有益。

把白米饭换成糙米饭或杂粮饭，对因为缺乏膳食纤维而导致的便秘有很好的
调节作用，并且这些食物所含的各种营养素对孩子的身体健康也都非常有益。

给孩子减肥还要注意调味料的摄入吗

当然要注意，因为很多调味料比主食还容易让人发胖。大部分调味料的热量其实都很高，只是很多人没注意或不知道罢了。调味料黑白名单如表4-1所示。

表 4-1 调味料黑白名单

调味料黑名单（尽量少吃或不吃）	
调味料名称	说明
辣椒酱	每 100 克的热量高达 2503.1 千焦
普通沙拉酱	脂肪含量高达 78.8%
芥末酱	每 100 克的热量就有 2051.1 千焦
普通番茄酱	除了西红柿外，还有水、糖和食品添加剂
花生酱	每 100 克的热量高达 2511.5 千焦
芝麻酱	每 100 克的热量高达 2586.9 千焦

调味料白名单（可以适量吃）	
调味料名称	说明
黑胡椒粉	每 100 克的热量仅有 280.5 千焦
薄盐酱油	由大豆和小麦制成，含钠量比传统酱油低 30%
柠檬汁	每 100 毫升的热量只有 154.9 千焦
食用醋	促进食物的消化吸收，延缓胃排空速度，降低餐后血糖波动
低卡油醋汁	每 100 毫升的热量仅有 209.3 千焦左右
低卡黑胡椒酱	每 100 克的热量仅有 293 千焦左右

注：数据来源于产品实物配料表解读，不同品牌的产品有一定差异。

还有一些调味料可以适量吃，如蚝油、辣椒粉、花椒粉、咖喱粉、姜黄粉等。至于哪些调味料尽量少吃或不吃、哪些调味料可以适量吃，家长可以参考调味料外包装上"营养成分表"的"能量"数值，该数值越低越好。

豆浆可以代替牛奶吗

豆浆和牛奶是不同种类的食物，牛奶属于动物蛋白，豆浆属于植物蛋白。豆浆中蛋白质的含量与牛奶中蛋白质的含量相当，易消化吸收。豆浆除含有丰富的植物蛋白和磷脂外，还含有B族维生素和钾、镁、钙等矿物质。

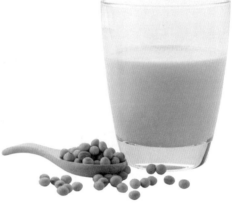

相比牛奶，豆浆中的饱和脂肪酸、碳水化合物含量低，不含胆固醇，且含有植物甾醇。但豆浆中钙的含量远远低于牛奶中钙的含量。

豆浆和牛奶在营养上各有特点，家长可以每天都为孩子准备豆浆和牛奶。

减脂期怎么吃水果

很多人认为，水果的热量比较低，用水果代替正餐可以减少热量的摄入，从而使一天的热量达到负平衡，促进脂肪分解。然而，这样做换来的结果不仅是饥饿，还有营养摄入的不足，即使出现了体重下降的情况，也是暂时的。

只吃水果会影响矿物质、蛋白质的摄入，久而久之会出现营养不均衡的情况。而且水果属于偏生冷的食物，长期只吃水果不仅会引起肠胃不适，还会使血压变低，使女性出现月经不规律甚至停经等问题。

只吃水果不会减脂，即使出现了短暂的减肥效果，也会很快发生反弹。这是因为人体对果糖的快速吸收会降低胰岛素和瘦素水平，升高饥饿激素水平，使人不得不加大对食物的摄入量。

第一，水果和蔬菜不能相互替换

虽然水果和蔬菜在营养成分和健康效应方面有很多相似之处，但它们不是同类食物，且碳水化合物的含量不一样。蔬菜的品种远远多过水果，而且深色蔬菜中维生素、矿物质、膳食纤维和植物化合物的含量都高于水果，而水果中碳水化合物、有机酸、芳香物质的含量比新鲜蔬菜高。两者所含的营养和对人体的作用并不相同，所以水果和蔬菜不能相互替换。

第二，水果加工制品不能替代新鲜水果

水果罐头、果脯、干果等水果加工制品，在糖渍的过程中，损失了大量的维生素和矿物质，不仅不利于减肥，反而会使人迅速长胖。果汁在加工过程中损失了大量的膳食纤维、维生素、矿物质，用果汁代替水果便失去了水果本身的营养价值。

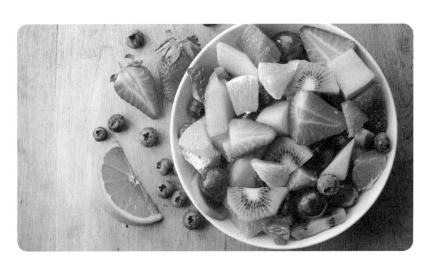

如何挑选食用油

食用油分为动物油和植物油。

动物油：结构稳定，适合煎、炸，但富含饱和脂肪酸，对"三高"人群不友好，也不适合孩子食用。

植物油：结构不稳定，适合蒸、炒，不耐高温，但富含对人体有益的不饱和脂肪酸。

家庭日常烹饪应以植物油为主，且要经常更换植物油的种类，多品种用油。食用油的主要成分是脂肪酸，但是脂肪酸也分很多种，如 α-亚麻酸、亚油酸、

DHA（二十二碳六烯酸，俗称脑黄金）、EPA（二十碳五烯酸）等，不同食用油所含的各种脂肪酸的比例是不一样的。为了家人的健康，家长可以购买几种食用油，交叉使用。

没有哪一种食用油是绝对完美的。相对而言，家长可以为孩子挑选以下几种富含单不饱和脂肪酸的食用油。

橄榄油含有80%以上的不饱和脂肪酸，其中70%以上为单不饱和脂肪酸，能够降低血液中胆固醇的含量，对心脑血管很友好。

茶籽油又名山茶油，其营养价值与橄榄油差不多，其中单不饱和脂肪酸的含量为80%~83%。

葵花籽油、花生油、玉米油、大豆油、橄榄油……每种食用油的脂肪酸种类和组成都不相同，各具营养特点。要想获得脂肪酸平衡，进而促进膳食均衡，就必须摄入多种食用油。

最后需要注意的是，不管食用哪一种油，《中国居民膳食指南2022》推荐2~3岁儿童对食用油的每日摄入量为10~20克，4~5岁儿童为20~25克。这就需要家长少用或不用煎、炸等烹饪方式，多用蒸、煮、炖、焖等烹饪方式。

减脂期可以吃坚果吗

当然可以，吃坚果对成功减脂是很有帮助的。因为大多数坚果含有丰富的不饱和脂肪酸、蛋白质、膳食纤维等营养成分，有抗氧化、调节血脂、降低胆固醇、提高免疫力等多种功效。

坚果的饱腹感比较强，适合孩子在两餐之间食用。用坚果配点水果做下午茶，可以有效推迟饥饿感的到来，还可以有效维持餐后血糖平稳，有利于减少孩子体内脂肪的合成。

坚果虽好，但也不能吃个不停。研究表明，在不增加一日总热量的前提下，吃坚果并不会让人发胖。请注意，前提是"不增加一日总热量"。要想多吃坚果而不增加一日总热量，唯一的办法就是把坚果放到盘子里，把其他食物从盘子里拿出去。

因为坚果含有较多的脂肪，所以孩子在增加对坚果的摄入时，家长要将烹饪方式由煎、炒改为水煮、清蒸等。在做凉拌菜的时候，用切碎的坚果代替沙拉酱和香油，可以让孩子得到坚果的营养，又可以避免孩子摄入过多的脂肪，还可以改善菜品的口味。

最后提醒家长，为孩子准备的坚果一定要是原味的、零添加的，这样的坚果更安全、更健康。

怎样喝水能瘦得快

"喝水会长肉"的说法是没有科学依据的，正确的喝水方式能让人瘦得更快。减脂期，学会正确喝水很有必要，喝水的时间段、喝水的量、水的种类都有讲究。

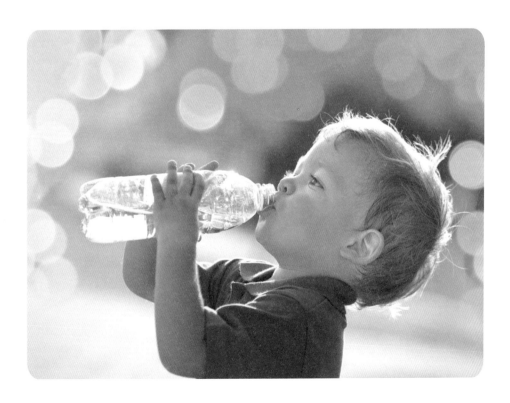

○ 早上起床后

睡眠时，人体会消耗掉大量的水分。孩子早上起床后喝一杯温开水，既有利于加快肾脏和肝脏代谢，也有利于清理肠胃，促进排便，将积攒了一整夜的代谢物及时排出。需要家长注意的是，孩子喝完水不宜马上进食，可以在15分钟后再进食。

○ 课间

由于一天的学习任务比较繁重，孩子易出现紧张情绪，无形中会出现脱水现象，所以课间需要喝一杯温开水。

○ 饭前

饭前30分钟喝水有助于减弱人体对渴与饿的需要。另外，饭前喝水会使人的进食量明显减少。饭前喝水还能促进血液循环，清理血液垃圾，间接提高大脑活力。国外一项研究表明，每次饭前30分钟喝500毫升水并坚持3个月的人，能比餐前不喝水的人多瘦2~3千克。

○ 放学前

放学前，孩子如果喝一杯温开水，就可以增加饱腹感，吃晚餐时也不会暴饮暴食。

○ 运动时

孩子在运动前、运动中、运动后都需要给身体补水：运动前的0.5~1小时，可以补充300毫升温开水；运动期间，每15~20分钟可以补充110~170毫升的温开水；运动后，以少量多次的原则补水，可以防止出现脱水症状。

○ 便秘时

身体缺乏水分也是便秘的原因之一。便秘的孩子应该多喝水，大口大口地喝，让水尽快进入肠道，刺激肠道蠕动，促进排便，早上空腹时喝500毫升温开水效果更佳。另外，便秘的孩子还应适当补充膳食纤维和益生菌。

减脂期怎么选酸奶

相比牛奶，酸奶中的钙和蛋白质更容易被人体吸收，是很好的加餐及零食选择。但是市面上销售的酸奶品质参差不齐，营养价值和售价并不成正比，这就需要家长擦亮眼睛，选购营养价值更高、更适合孩子的酸奶。

根据国家标准，酸奶可分为4类：酸乳、发酵乳、风味酸乳、风味发酵乳。

○ 酸乳

酸乳是以生牛（羊）乳或乳粉为原料，经杀菌、接种嗜热链球菌和保加利亚乳杆菌（德氏乳杆菌保加利亚亚种）发酵制成的产品。酸乳成品中必须含有大量活菌。

○ 发酵乳

发酵乳是以生牛（羊）乳或乳粉为原料，经杀菌、发酵后制成的pH值降低的产品。与使用特定菌种发酵的酸乳相比，发酵乳一般会被添加其他菌种，如乳酸杆菌、双歧杆菌等。

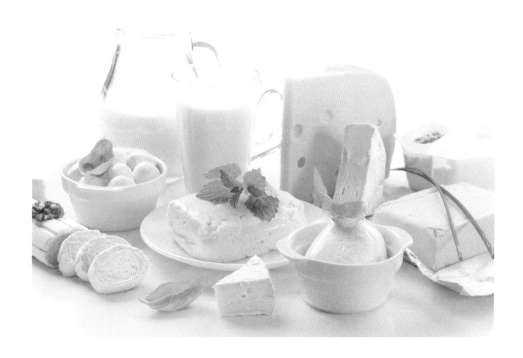

酸乳和发酵乳不含有多余的糖或果料，蛋白质含量较高，超市里常见的无糖酸奶就是这两种。这两种酸奶对人体健康十分有益，但口感较酸、售价较高，家长可以让孩子搭配燕麦片和新鲜水果食用。

风味酸乳

风味酸乳中的生牛（羊）乳或乳粉含量达80%以上，其他成分如食品添加剂、水果、杂粮等含量不足20%。

风味发酵乳

风味发酵乳是在发酵乳的基础上，加入食品添加剂、果蔬、谷物等制成的产品。

风味酸乳和风味发酵乳是超市里十分常见的酸奶品种，但其营养价值低于酸乳和发酵乳，并不适合孩子过多饮用。

家长还需要学会辨别一种被误以为是酸奶但其实是饮料的乳酸菌饮品。这种乳酸菌饮品往往以水、白砂糖和奶粉为主要原料，其蛋白质含量远远低于酸奶和牛奶。这种乳酸菌饮品并不能代替酸奶和牛奶，只是口感酸甜的含糖饮料，处于减脂期的孩子不宜饮用。

家长在为孩子选购酸奶时，选购含糖少的酸奶是最明智的。当然，最好的方法是家长在家做不加糖或者加少量木糖醇的酸奶给孩子喝。

家长可以为孩子选购低脂酸奶、脱脂酸奶。

低脂酸奶一般是风味酸乳，热量低，对减肥有益无害。即使商家为了迎合大众口感而在其中加入木糖醇等配料，也适合减脂期的孩子食用。

脱脂酸奶一般为酸乳或发酵乳，相比全脂酸奶，它的口感稀一些，奶香味也差一些，吃起来不太让人有满足感，但适合给减脂期的孩子食用。

减脂期怎么选全麦面包

全麦面包是指用没有去掉麦麸和胚芽的全麦面粉制作的面包。它含有丰富的膳食纤维、维生素E，以及锌、钾等矿物质，能增加饱腹感，营养价值高，热量低。不过，市面上的很多全麦面包并不是真正的全麦面包。

家长在为孩子选全麦面包时，要先学会看配料表。配料表里小麦粉排在第一位的全麦面包就不要选了，因为一款面包的小麦粉含量越高，全麦粉的含量越低，就越表明它不是全麦面包。买全麦面包，就要买全麦粉含量排在第一位、糖和油用量特别少的，也可以买用木糖醇提供甜味的，或者配料表里只有全麦面粉、水、酵素的。

只是全麦面包虽然比白面包的热量低，但毕竟是主食，也不能无节制地吃。一般来说，孩子每次吃一片全麦面包就好。

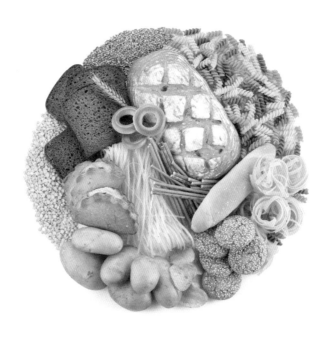

可以用药物给孩子减肥吗

一般不主张用药物减肥，尤其不推荐年龄在16岁以下、超重但不肥胖的儿童用药物减肥。只有生活方式的干预未能限制体重增加或改善并发症时，才考虑用药物减肥。

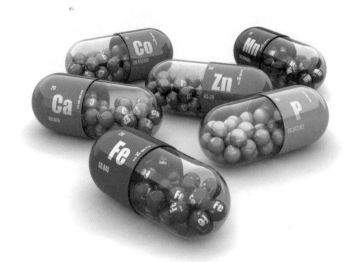

目前在临床上，减肥的药物都会引起一些不良反应，所以药物减肥不能作为减肥的首选方法，家长更不能擅自给孩子吃减肥药物。

怎样的吃饭顺序利于减肥

吃饭顺序也会影响体重，但大多数人并没有意识到这一点。那么，对孩子来说，怎样的吃饭顺序才不容易长胖呢？

蔬菜先行。家长一定要让孩子遵循这个原则：先吃热量低的食物。像蔬菜这种食物，不但热量低，而且膳食纤维含量高，饱腹感强，孩子先吃掉它们，饥饿感会消除一大半。更重要的是，五颜六色的蔬菜含有丰富的维生素、矿物质。家长在烹饪蔬菜时尽量用水焯的烹饪方式，不要放太多油。另外，家长应尽量选择绿叶蔬菜，淀粉含量比较高的蔬菜适合用来作为孩子的主食。

含优质蛋白的食物排第二。吃完蔬菜，孩子可以吃一些鱼、虾、瘦肉、豆制品。这类食物不仅含有丰富的优质蛋白，还可以让孩子有饱腹感。对于这类食物，家长也要尽量选择清蒸、白灼、水煮等烹饪方式。

主食排在蔬菜和含优质蛋白的食物之后。有了蔬菜和含优质蛋白的食物垫底，孩子的食欲已经得到了极大的满足，这个时候可以吃少量的主食，为身体提供一定的碳水化合物。

家长为孩子提供的主食还应以杂粮饭、糙米饭等为主，尽量不让孩子吃精细加工的主食。

对于少油、少淀粉、少盐的汤，孩子既可以在餐前喝，也可以在餐后喝。但如果是类似炖肉、炖排骨等脂肪含量较高的汤，不管是孩子还是成人，都不要在减脂期喝。

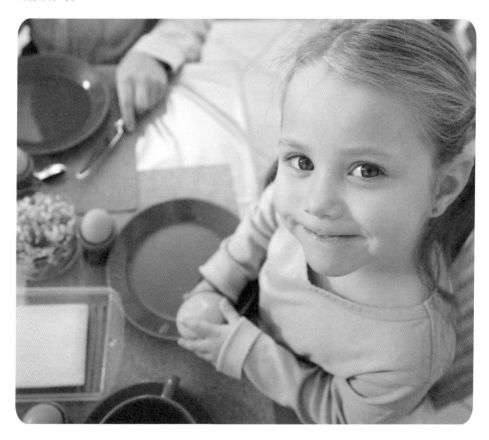

不吃晚餐能减肥吗

不吃晚餐就能减肥，这几乎是应用得最广泛的减肥方式了。因为人们认为，不吃晚饭就没有摄入能量，身体就会变瘦。但大家有没有想过，胃中没有食物时，胃所分泌的胃液去哪里了呢？答案可想而知，这些胃液会损害我们的胃黏膜。也难怪我们常常会因为不吃晚餐而出现胃酸、胃痛的情况了。而对于一些本身血糖就比正常人低一些的低血糖患者来说，不吃晚餐会使体内的血糖更低，容易出现夜间昏厥的情况。

对于需要减肥的孩子来说，不吃晚饭还会有更多的坏处。

第一，难以长期坚持减肥计划。

孩子晚上如果任何食物都不吃，一定会因为饥饿难耐而睡不好觉。孩子正处在生长发育阶段，如果没有充足的营养素供给，没有高质量的睡眠，身体是扛不住的。时间久了还会影响孩子的肠胃功能，容易导致胃部功能紊乱，形成慢性胃炎。而且孩子自制力偏差，过不了多久就会暴饮暴食，体重可能会迅速飙升，或许会比以前还胖。

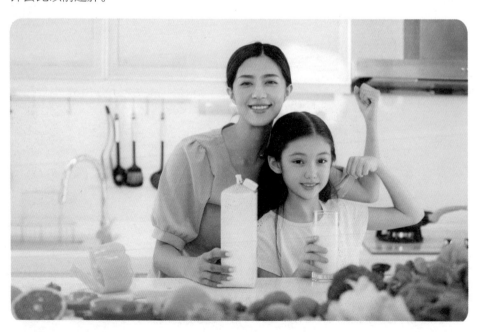

第二，体脂率上升。

正常来说，晚餐提供的热量应占全天营养素需要量的30%左右。然而随着生活方式的改变，现代人的晚餐相对丰盛，一家人聚在一起大吃大喝，这就可能导致孩子这一餐吃进去的食物严重超标。

突然不吃晚餐，难免会导致各种营养素供给不足、蛋白质供应不足的情况，时间久了必然会影响孩子的生长发育，得不偿失。

第三，严重影响心情，降低生活质量。

突然不让孩子晚上吃东西，必然会严重影响孩子的心情。成人不吃晚餐尚且难以坚持，何况缺乏自控力又不善于控制情绪的孩子。

所以，让孩子通过节食、不吃晚餐的方式来减肥，是一种得不偿失的方式。晚餐不仅要吃，还要吃得健康。减脂期的孩子晚餐可以吃五六分饱；体重维持期的孩子晚餐吃七分饱即可，尽量清淡，少油少盐。

睡眠对儿童减肥有影响吗

睡眠对减肥也有影响。一项科学研究发现，睡眠越少，越容易发胖，睡眠对体重的保持和控制有至关重要的作用。在睡眠过程中，身体也在发挥新陈代谢的各项功能。睡眠不足会改变控制食欲的激素（瘦素和生长激素释放肽）水平，并且可以影响身体细胞对胰岛素的反应方式。这些变化都会导致体重增加。

有的家长会问："如果我们尽量控制食欲并坚持吃低卡食物、坚持运动，睡眠不足还会导致体重增加吗？"答案是："很可能会。"

睡眠期间，身体分泌的激素主要是瘦素和生长激素释放肽。瘦素的功能主要是告知大脑"胃饱了"，增强饱腹感知，从而抑制饥饿感和控制饮食量，简而言之，瘦素是一种抑制食欲的激素。而生长激素释放肽却是一种增加食欲的激素。

在正常情况下，这两种激素相互作用，平衡饮食欲望。但是睡眠不足会减少瘦素的分泌量，这会让瘦素难以起到原本的作用，而生长激素释放肽的作用会相应变强。这两种激素分泌失衡最终会导致孩子食欲旺盛，极易诱发肥胖。

很多孩子因为做作业而晚睡，熬夜会导致生长激素释放肽过量分泌，进而会让孩子在睡前感觉食欲旺盛，而身体从白天的"活动模式"转变为晚上的"休息模式"后，消耗的热量会减少，因此睡前吃东西很可能会造成肥胖。与睡眠充足的孩子相比，长期睡眠不足的孩子容易精神萎靡、皮肤差、黑眼圈重等。此外，睡眠不足还会直接影响孩子的生长发育。

睡眠是最好的美容师，无论是成人还是孩子，睡眠充足不仅能使头脑与身体得到充分休息，也能使皮肤细胞有进行种种调整活动的时间，使皮肤所需营养得到及时补充。

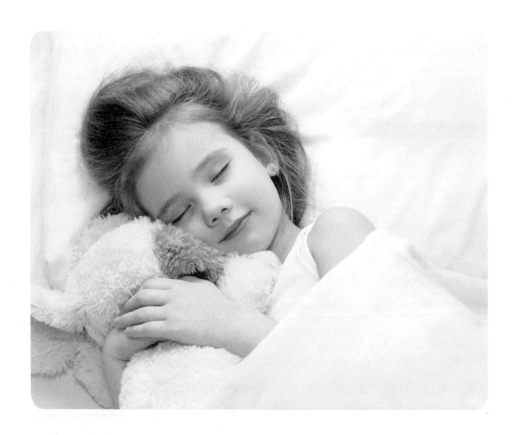

减脂期怎么选蔬菜

从减肥的角度来讲，蔬菜大致可以分为三大类：低热量类、高饱腹类、高淀粉类。

○ **低热量类**

这类蔬菜的营养价值比较高，包括菌藻类（如各种蘑菇、木耳、海带、紫菜等）、球茎类（如菜花、西蓝花、紫甘蓝等）、鲜豆类（如四季豆、荷兰豆、豇豆、扁豆等）、绿叶类（如芹菜、菠菜、空心菜、苋菜、芥蓝等）。

这类蔬菜的热量低、膳食纤维含量高、饱腹感强，在帮助孩子减肥的同时还能改善孩子的肠道环境，缓解便秘。

○ **高饱腹类**

这类蔬菜（如黄瓜、西红柿、圆白菜、西葫芦、莴笋等）的膳食纤维含量偏低，但水分含量高，热量低，适合减脂期食用。

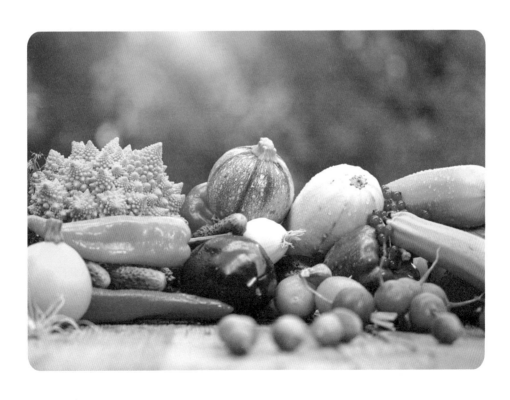

○ **高淀粉类**

这类蔬菜的淀粉含量较高，如土豆、紫薯、山药等，减脂期可用来代替部分主食。

用它们代替主食，自然是因为它们的优点。比起大米、白面，它们的膳食纤维含量高、维生素含量高，且血糖反应低，饱腹感更持久。

尽可能地保护蔬菜中的维生素

1. 烹饪会使蔬菜中的水溶性维生素遭受一定的流失。因为蔬菜中的维生素C、维生素B$_2$、叶酸等都是可溶于水的，而且都怕高温，所以，蔬菜能生吃的就不加热，这是大原则。

2. 为了留住维生素，家长在做菜的时候应该先洗后切，保留更多营养；能手撕的不动刀，能切大的不切小。家长在烹饪的时候应该多用以水为主的低温烹饪方法，少用以油为主的高温烹饪方法。

怎么看包装食品的标签

○ **学会看营养成分表**

按照国家规定，所有预包装食品必须标出"能量""蛋白质""脂肪""碳水化合物"和"钠"的参考值。

营养素参考值（NRV）是食品营养标签上比较食品营养成分含量的参考标准，是依据我国居民成人膳食营养素推荐摄入量和适宜摄入量制定的。

○ **学会看配料表**

根据国家要求，配料表中所列出的各种原料需要按含量由多到少的顺序依次列出，所以排在第一位的原料的含量占比最高。另外，商家也必须按照规定把使用的食品添加剂列出来。

家长可以根据配料表的成分和排列顺序选择天然优质的食品。首选不含调味料或添加剂的食品，再考虑调味料或添加剂的排序特别靠后且含量极低的食品。

怎么选减脂期零食

减脂期零食选择的大原则：纯天然、零添加、低卡、高营养、饱腹感强。家长可以参考表4-2中的信息为孩子选择减脂零食。

表 4-2 减脂期零食名单

零食名称	说　明
无糖全麦燕麦饼干	燕麦饼干是一种高营养的食物，含有丰富的膳食纤维，能促进肠胃蠕动，并且饱腹感强。孩子在饥饿的时候，吃上两块可能就饱了，能防止摄入过多的食物，从而达到瘦身的效果。家长在购买时一定要选择无糖、少油、全麦的燕麦饼干
自制酸奶或无糖脱脂酸奶	酸奶含有丰富的蛋白质，饱腹感强，也很耐饿。酸奶富含活性益生菌，既能补充肠道需要的益生菌，又能调节肠道菌群，对减轻体重有很好的效果
新鲜黄瓜	新鲜黄瓜中的水分占比大，含有维生素、胡萝卜素、膳食纤维等营养成分，可以帮助身体消除水肿、排出毒素。关键是新鲜黄瓜的热量极低，又可以生吃，完全不用担心长胖
小西红柿	小西红柿也叫圣女果，其中维生素 C 和番茄红素都是很强的抗氧化剂，并且热量与含糖量都非常低，是减脂期很好的加餐食物
脱脂牛奶	脱脂牛奶营养价值高，蛋白质和钙含量都较高，热量较低。小盒装脱脂牛奶非常方便饮用，但不要过量饮用（每日饮用 200~400 毫升即可）
无糖豆浆	无糖豆浆含有丰富的蛋白质、少量的脂肪和极少的淀粉，同时含有大豆异黄酮，营养丰富又低热量，是很好的减脂食物
原味坚果	原味坚果属于高蛋白、高膳食纤维食物，饱腹感强，但脂肪含量也高，适合作为加餐零食。孩子每天可以吃 10~20 克，而且要注意总脂肪量的均衡协调，不要超标即可

怎么吃才能不反弹

每个家长都希望孩子能拥有健康的身体、合理的体重，但是不良的生活习惯和饮食习惯是导致孩子发胖的重要原因。如果这个源头没有改变，孩子就不可能拥有健康的身体、合理的体重。即使用再神奇的减肥方法成功减肥，不久之后也会反弹。

长期有效地管理体重，需要掌握多学科的综合知识。那么，好不容易减肥成功，到底怎么做才能不反弹呢？

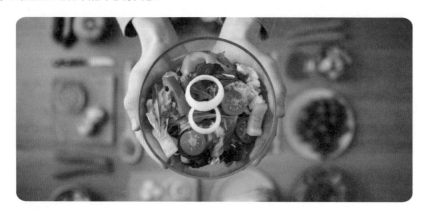

大家应该也都知道答案了，那就是科学运动+合理饮食。

家长首先要让孩子知道哪些食物要少吃或者不吃，如甜食、油炸食品就要少吃或者不吃。如果能做到这一点，就解决了孩子体重反弹的最大问题。另外，吃饭的顺序也很重要。孩子要想拥有健康的身体、合理的体重，就必须先吃蔬菜，再吃肉类和主食。

那么，日常生活中家长应该如何督促孩子持续健康地瘦身，并且保持良好的饮食生活习惯呢？

合理控制孩子的口腹欲望是关键。

1. 家长不要在孩子肚子饿的时候带他逛超市。

2. 家长购买包装食品时，一定要留意食品包装上的营养标签和配料表，尽量为孩子选购绿色、健康的食品。

3. 孩子一定要买零食的话，尽量给孩子买小包装零食。适当满足一下孩子，会让孩子的减肥之路更顺利。

家长还要记住以下 9 个注意事项

1. 让孩子把瘦身理念熟记于心，知道什么该吃，什么不该吃，怎么吃不胖，怎么吃可以保持身材。这不仅对孩子负责，也对自己和家人负责。

2. 让孩子在吃饭前喝一杯温开水。

3. 让孩子尽量不吃非杂粮类主食，多吃蔬菜和适量高蛋白食物。

4. 让孩子在吃饭时增加咀嚼次数，既能细细品尝食物的味道，又能增加饱腹感。

5. 如果外出用餐时感觉菜肴太油，一定要让孩子涮水后再吃。

6. 每日三餐要合理搭配，不然会影响孩子的身体代谢。

7. 家里尽量少备零食、点心、饮料等，从源头消灭孩子发胖的因素。

8. 家里可以储备一些健康、低热量的食物（如牛肉干、鸡蛋干、燕麦饼、非油炸海苔等）。

9. 帮助孩子找到至少一个他喜欢并且可以长期坚持的运动项目，并带领他坚持下去。

再次强调，减肥是道算术题，可以被简化为以下理解方式：

吃进去的热量=消耗的热量：不长胖+保持；

吃进去的热量>消耗的热量：长胖；

吃进去的热量<消耗的热量：变瘦。

所以，家长需要让孩子养成良好的生活习惯，合理饮食，均衡膳食，健康享"瘦"。

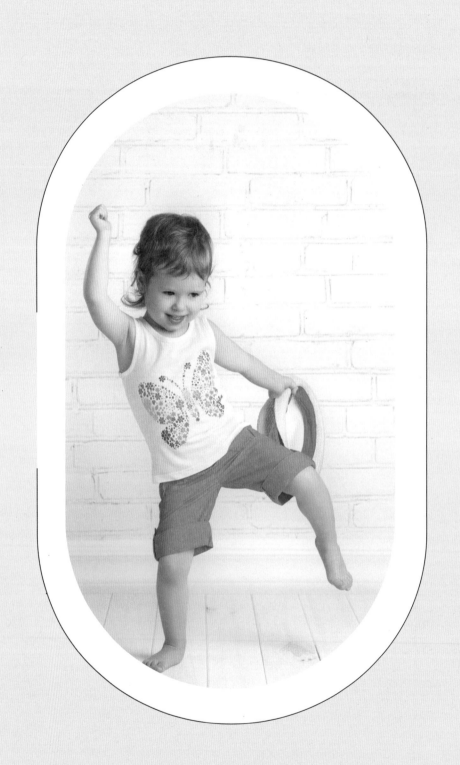

PART 5

科学运动，
保持理想体重

　　超重或肥胖儿童每周应该进行 3~4 次中等强度至较大强度的有氧运动。运动不仅有助于减肥，还有助于降低血脂、改善脂肪肝。

儿童运动的 好处

运动不分年龄、不分性别，合理的运动对身体的好处非常多。

提高身体功能

运动通常分为有氧运动和无氧运动两种类型。有氧运动是人体在氧气充分供应的情况下进行的体育锻炼，其运动时间较长（约30分钟或以上），运动强度在中等或中上的程度（能耐受最大心率的60%~80%），使心（血液循环系统）、肺（呼吸系统）得到充分有效的刺激，有利于提高心肺功能、加速新陈代谢、加速消化、消耗热量。有氧运动会使人体的肾上腺素分泌增加，从而促进脂肪的燃烧。

有氧运动是消脂减肥的好方法，但如果运动时间太长，消耗的就不单是脂肪，还会包括肌肉。一般来说，有氧运动持续45分钟就足够了，过量运动而没有足够休息的话，身体的皮质醇浓度会升高，反而有碍减肥。

无氧运动是指身体在"缺氧"的状态下剧烈运动，这种运动有助于增加肌肉、塑造肌肉线条。

从小就运动，更能增添自信、懂得爱自己

研究表明，从小就运动的孩子，尤其是女孩子，自信心更强，也更懂得爱自己。此外，她们对身体发育也有更为正面的看法，还十分注重身材管理。

产生愉悦感

运动使孩子心情愉悦是由于运动时人体会分泌内啡肽，这种化学物质能使人产生愉悦的感觉。不同的运动项目可以产生不同的锻炼效果。

提高速度：可选择跑步、骑儿童车等项目。

增强耐力：可选择长时间跑步的游戏、游泳、郊游、跳绳等项目。

增加力量：可选择跳、投等项目。

提高灵敏度和协调性：可选择跳舞、拍球等项目。

提高柔韧性：可选择体操、按压等项目。

从小养成运动习惯，能避免孩子做出不良行为

从小养成运动习惯的孩子在青少年时期也不会让自己爱上抽烟、酗酒等不良行为，因为他们知道这些行为会对他们的身体产生不良影响。

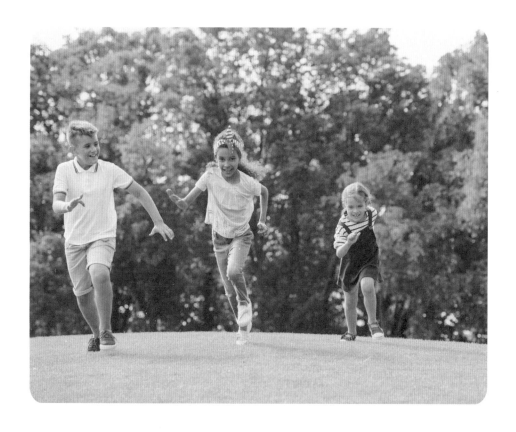

如何 鼓励 儿童做运动

正值发育期的孩子应将减肥的重点放在增加热量的消耗方面，要将运动自然地融入生活，能愉快地做各种减肥运动。

鼓励而不讽刺

孩子幼小的心灵很敏感，他们需要被尊重，需要安全感。家长在陪孩子减脂的过程中，切忌用讽刺的口吻和"激将法"，否则孩子就算真的减肥成功，内心也会留下创伤。家长应将道理和治疗方案耐心而详细地告诉孩子，以得到他们的积极配合。

运动要具有趣味性，使孩子在愉快的心情下进行。孩子对减肥的愿望不强烈时，家长要想让他们心甘情愿地做运动，就要以趣味游戏为导向吸引孩子，且运动的强度和难度不要太大，否则容易使孩子产生挫败感。家长要让孩子在温馨、有安全感的气氛下做运动。

此外，家长还要让孩子增加身体活动的机会，减少静态生活方式。如果家庭空间够大，家长可在家中安放一些方便运动的器材，甚至可以设计适合做运动的环境。家长也可利用周末、节假日组织家庭郊游、登山活动，让孩子由习惯运动发展到喜欢运动。

运动量以适度为宜

运动要规律持续地进行，不可因求速效而让孩子在短时间内从事过量的运动，否则不仅会让孩子感到肌肉酸痛，还会让孩子变得排斥运动、排斥家长。在各种运动项目中，家长可以根据孩子的喜好安排一些轻松愉悦的内容，如游泳、乒乓球、踢毽子、骑自行车、溜冰、散步、快走、划船、伸展操、健身操等。家长最好能为孩子拟订一个综合的锻炼计划。

增加 运动的方法

适当增加运动既能增强体质，又能有效地控制体重。俗话说"越胖越懒"，肥胖儿童由于体内脂肪堆积，稍一活动就会出汗、气急，容易疲乏，这也导致他们更加不爱运动。所以，肥胖儿童减肥应采取分阶段锻炼的方法，要注重安全、趣味性，便于长期坚持，有效减脂。

家长应引导孩子从小运动量的活动开始，而后逐步增加运动量与延长活动时间；有氧运动与无氧运动交替进行，注意柔韧性运动；运动强度以平均强度为主；运动频率为每周3~5次，每次1~2小时；运动期限以3个月为一个阶段，1年为一个周期。

家长应避免让孩子做剧烈运动，以防增加孩子的食欲；要克服孩子的惰性，应该用鼓励而不是强迫的方式让孩子进行体育锻炼。如果孩子不喜欢跑步，家长可以教他打球或做游戏。

有的家长说"孩子一运动就吃得更多了"，其实这是运动方式不合理造成的。剧烈的运动会激增食欲，所以家长既不要勉强没有运动习惯的孩子立即进行强度较大的消耗体力的运动，也不要让孩子随着自己的性子进行长时间运动。

肥胖儿童适合多活动、多锻炼、多劳动，少看电视；每天保持1~2小时的运动量，运动时间放在下午和傍晚最好；可以做一些有助于减肥的运动，如骑自行车、步行、慢跑、慢速游泳、打乒乓球等。让孩子走着或骑车去学校也是一种锻炼。

家长应让孩子承担一部分力所能及的家务，尽量减少看电视、玩游戏等静坐时间，尤其是不要养成边看电视边吃零食的不良习惯。即使每天坚持30分钟的运动，其他时候却一屁股坐在沙发上看电视，也是毫无意义的。肥胖儿童在日常生活中也应该把打扫房间、叠被褥、洗碗等作为身体活动的一项内容，让身体动起来。

适合肥胖儿童的 运动减肥 法

健走

由于散步带来的运动量不足，往往不能起到减肥和健身的作用，而健走是一种介于散步和竞走之间的运动方式，主张通过大步向前、快速行走来提高肢体的平衡性。根据测试，走完相同距离，健走消耗的热量为散步的2倍。健走具有以下要点：

1. 步伐要大，跨步后脚跟先着地，有意识地让脚底、脚趾依次着地，再以脚趾用力蹬离地面，膝盖微弯。

2. 一定要抬头挺胸，肩膀放松，双臂要主动运动，尽力向前、向上摆动，使下臂约呈90°，有节奏地摆到胯后的位置，向上则摆到与肩同高的高度。

10岁以下的孩子每天可以保持健走40分钟、步行4千米的运动量；10~13岁的孩子每天最好保持健走50分钟、步行5千米的运动量。

健走原则上是每10分钟步行1千米，开始时可以慢一些，之后逐渐达到要求。步行距离和速度可以根据运动后的心率来调整，一般以心率不超过安静时的150%为宜。

爬楼梯

爬楼梯消耗的热量很多。据测定，爬楼梯消耗的热量相当于散步的5倍、游泳的2.5倍。爬楼梯这类运动原则上是每次30分钟，每天1~2次，可从小运动量开始，然后逐步达到要求。爬楼梯的理想速度是每分钟30~50个台阶，爬10分钟，休息5分钟。

肥胖儿童的协调能力偏差，家长要培养孩子的安全意识：运动时，精力要集中，眼睛始终注视前方，抬脚要利落到位，落脚要稳定、准确和缓慢。

儿童减肥操

仰卧举腿

仰卧，双腿并齐，脚尖绷向前，双臂放在体侧。将双腿伸直向头部方向高抬，同时下肢自下而上、自上而下做交叉运动，然后缓缓放至离床或地1厘米处，反复练习数次。

坐姿抬腿

坐位，双手十指交叉放于脑后，双腿伸直。脚尖绷向前，双腿抬高，做下肢交叉摆动，反复练习数次。

仰卧起坐

仰卧，双臂、双腿自然伸直。双腿伸直不动，上身抬起，双臂前伸，再缓缓躺下，反复练习数次。

蹬自行车

仰卧，双臂放在体侧。双腿抬高约45°，模仿蹬自行车的动作，反复练习数次。

徒手深蹲

双脚分开，与肩同宽，双手叉腰，做蹲腿运动，一站一蹲，反复练习数次。

俯卧撑

俯卧，双肘屈曲，手掌向下置于胸侧，双腿自然伸直。双肘伸直撑起上身，胸部尽量离开地面，挺胸仰头后还原，反复练习数次。

臀桥

仰卧于板床或地板上，双腿分开，小腿垂直于床板或地板，双臂平放在体侧。用双臂和双腿支撑身体，头、肩顶在板床或地板上，将腰部慢慢抬高再放下，反复练习数次。

小燕飞

俯卧，双臂伸直于体侧。吸气时，双臂、双腿伸直并用力向上抬起，同时尽量抬头挺胸，做"燕式"平衡状，呼气时还原，反复练习数次。

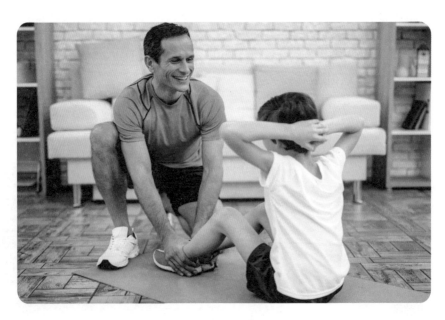

这套儿童减肥操需要家长指导孩子做出标准动作并监督孩子长久地坚持下去。因为运动减肥见效慢，所以贵在长期坚持。

游泳

游泳是一种全身性运动，不仅可以减肥，还可以提高心肺功能，几乎能锻炼到我们全身所有的肌肉群。坚持有规律的强化训练，几个月的时间就能使人脱胎换骨。在水中，我们能得到充分放松，也能轻松减脂。

要想获得良好的锻炼效果，初练者可以先连续游3分钟，然后休息1~2分钟，如此循环3次。轻松完成第一阶段后，初练者就可以进入第二阶段：不间断地匀速游10分钟，中间休息3分钟，一共进行3组。如果仍然感到很轻松，就可以每次游20分钟……直到增加到每次游30分钟。如果感觉强度增加的速度太快，也可以按照自己能够接受的进度进行。另外，游泳消耗的体力比较大，初练者最好隔一天游一次，让身体有一个恢复的时间。

人在游泳时的新陈代谢速度很快，30分钟就可以消耗约1092千焦的热量，而且这样的新陈代谢速度在人停止游泳以后还能持续一段时间，所以游泳是非常理想的减肥方法。对于比较瘦弱的人来说，游泳能够增加体重，这是由于游泳对于肌肉的锻炼作用使肌肉的体积和重量得以增加。总之，坚持以正确的方式游泳可以把胖人游瘦，把瘦人游胖，能够让所有人都拥有令他人羡慕的肌肉线条。

攀爬

攀爬需要调动孩子全身各个部位的运作，通过手、脚、眼相互配合，促进孩子身体的协调发展。孩子最初的自信就是通过对身体的掌握来获得的。一次次地尝试、逐步迎接更高难度的挑战，勇气、自信也会随之增加。

球类

球类玩法众多，但都需要孩子做出跑、跳动作，能很好地帮助孩子锻炼身体。而且球类运动大多需要团队合作，可以培养孩子的团队意识和遵守规则的意识。如果家长陪孩子一起玩，还能增进亲子关系。

乒乓球

乒乓球运动要求全身的协调与配合，可极大地改善孩子的体质，增强心肺功能，并改变体型。"豆芽菜"体型的瘦弱儿童通过3~4个月的乒乓球训练就可增强心肌力量，减少感冒和肺炎的发生次数，增加体重；肥胖儿童通过乒乓球训练则可以减去肚腩。眼睛紧跟乒乓球忽远忽近、起起落落，对晶状体周围的悬韧带是一种很好的锻炼，长期坚持可预防孩子近视。一般来说，孩子在6岁左右就可以学习打乒乓球。

羽毛球

孩子通过打羽毛球加大运动量，可以锻炼心肺功能。这项运动对体力消耗很大，会让心跳更加有力，可以大大提高承受力和耐久力。

一般来说，孩子最好在6岁以后开始练习羽毛球，在8岁以后培养打羽毛球的兴趣爱好。打羽毛球对体力要求较高，过早做此项运动容易伤害孩子的身体。

足球

脾胃功能不好的孩子往往会厌食、挑食，踢足球有助于加快新陈代谢，能够起到强健脾胃的作用，从而提高食欲。踢足球不仅可以增强孩子的心肺功能，还能促进其骨骼发育。7~9岁的孩子在不影响学习的情况下可多踢足球。

篮球

篮球运动作为一项综合球类项目，能够充分锻炼孩子身体的各个部位，全面有效地提高身体综合素质，促进骨骼发育，长期坚持锻炼还有增高的效果。孩子学篮球的最佳年龄是6~16岁。6~10岁的孩子主要是学一些基本功，基本功要打好，否则会影响后期篮球技术的提高。这个阶段孩子的身体也正在发育，运动能够促进孩子的生长发育。11~16岁则是孩子开始学习篮球技术的阶段。

棒球

打棒球能够较好地锻炼人的定力、眼力，以及四肢的协调能力。长期坚持，对于孩子来说，可以起到增强身体免疫力的作用。

孩子在4~5岁时就可以把球往墙壁或屏障上丢，再把弹回来的球接住。把墙壁当作对手来投球、接球，是作为捕手的基础练习，可以培养正确的投球、接球能力。掌握投球、接球后，孩子才能和小朋友一起打棒球。一般来说，孩子在6~7岁时就可以加入棒球队。

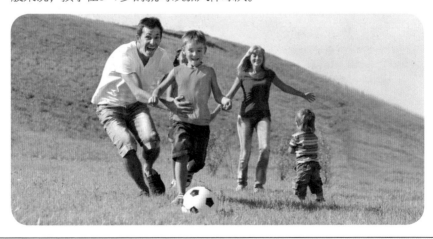

不适合 儿童做的运动

强度过大的长跑

　　孩子正处于生长发育阶段，肌肉纵向发展，肌力差，强度过大的长跑易损伤肌肉。孩子心脏较小，收缩力较弱，加上胸廓小，肺活量也小，摄氧能力差，强度过大的长跑会加重其心肺负担，造成氧气供应不足，不但难以供应身体所需要的热量，而且会影响孩子的正常生长发育。

经常拔河

　　在拔河时，特别是当两队势均力敌时，孩子身体或后仰，或前倾，或侧身，四肢需用力且高度紧绷地维持在固定的位置上。而孩子的骨骼和关节很娇嫩，容易受伤或变形，在拔河这种强度大的运动中，孩子全身肌肉处于持续的紧张状态，需要消耗大量的氧气和营养物质，容易缺氧。缺氧不仅容易造成肌肉疲劳，而且不利于肌肉的正常发育。

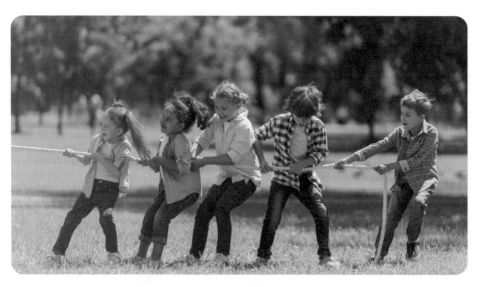

掰手腕

因掰手腕、比手劲而引起软组织扭伤及肱骨骨折的事件屡见不鲜。这是因为在掰手腕时，肘关节必须屈曲到近90°并支撑在桌面上，才能稳定前臂与上臂，把全身力气转移到手腕上。这时，双方都咬紧牙关，拼命屈曲手指和腕关节，借着前臂旋前、肘关节屈曲及上臂内旋的动作，以最强的力量压向对方，很容易引起肌肉软组织损伤和骨折。

极限运动

孩子的体育锻炼，一要遵循孩子生长发育的规律，二要考虑孩子的生理特点。孩子处于生长发育期，各个器官还没有成熟，自然很难承受极具挑战性的极限运动，而且很容易受伤。比如，超过孩子身体承受能力几倍的大运动量就有可能导致孩子肌肉因长期处于极度疲劳状态而出现损伤，从而留下运动损伤后遗症。另外，正处于生长发育期的孩子的关节软骨还没有完全长成，如果长时间过度磨损膝盖软骨，会增加日后患关节炎的概率。研究表明，孩子如果童年时期出现过膝盖损伤，成年后患关节炎的可能性会增加3~4倍。

力量锻炼

孩子一般是先长身高后长体重，而且他们的肌肉力量弱，极易疲劳。也就是说，孩子的身体发育以骨骼生长为主，还没有进入肌肉生长的高峰期。这个时候让孩子进行肌肉负重的力量锻炼，危害有三：一是会使孩子局部肌肉过分强壮，影响身体各部分匀称发育；二是会使肌肉因过早受到刺激而变得发达，给心脏等器官造成较重的负担；三是可能会使孩子局部肌肉僵硬，失去正常弹性。家长不要让孩子进行适合成人的引体向上等力量锻炼。如果要增加肌肉力量，孩子进入初中后再开始力量锻炼会更为合适。

附录一
儿童减脂七日营养食谱

第一日

早餐	优质蛋白：水煮蛋1个 复合碳水（熟重）：蒸玉米半根 控油炒：油菜100克+鲜香菇50克 营养强化：儿童多维片
加餐 （早上10点左右）	低卡零食：脱脂牛奶250毫升
午餐	高蛋白：清蒸鲈鱼120克 控油炒：菠菜150克+胡萝卜100克+豆皮50克 复合碳水（熟重）：三色糙米饭100克
加餐 （下午3点左右）	低卡零食：橘子100克
晚餐	全营养大杂烩：西蓝花100克+花菜100克+胡萝卜50克 复合碳水（熟重）：蒸紫薯80克

第二日

早餐	优质蛋白：水煮蛋1个 复合碳水（熟重）：蒸紫薯100克 控油炒：菠菜100克+金针菇50克 营养强化：儿童多维片
加餐 （早上10点左右）	低卡零食：无糖豆浆250毫升
午餐	高蛋白：白灼大虾120克 控油炒：秋葵150克+娃娃菜100克+豆干50克 复合碳水（熟重）：藜麦杂粮饭100克
加餐 （下午3点左右）	低卡零食：柚子100克
晚餐	全营养大杂烩：油菜100克+香菇100克+豆腐50克 复合碳水（熟重）：煮玉米半根

第三日

早餐	优质蛋白：水煮蛋1个 复合碳水（熟重）：蒸铁棍山药100克 控油炒：娃娃菜100克+鸡腿菇50克 营养强化：儿童多维片
加餐 （早上10点左右）	低卡零食：无糖酸奶250克
午餐	高蛋白：酱牛肉100克 控油炒：芦笋150克+苋菜100克+腐竹50克 复合碳水（熟重）：燕麦杂粮饭100克
加餐 （下午3点左右）	低卡零食：草莓100克
晚餐	全营养大杂烩：娃娃菜100克+金针菇100克+海带50克 复合碳水（熟重）：蒸南瓜80克

第四日

早餐	优质蛋白：水煮蛋1个 复合碳水（熟重）：蒸芋头100克 控油炒：荷兰豆100克+杏鲍菇50克 营养强化：儿童多维片
加餐 （早上10点左右）	低卡零食：樱桃100克
午餐	高蛋白：水煮鸡胸肉100克 控油炒：莴笋150克+黄瓜100克+豆腐丝50克 复合碳水（熟重）：姜黄杂粮饭100克
加餐 （下午3点左右）	低卡零食：脱脂牛奶250毫升
晚餐	全营养大杂烩：菠菜100克+胡萝卜100克+口蘑50克 复合碳水（熟重）：蒸土豆80克

第五日

早餐	优质蛋白：水煮蛋1个 复合碳水（熟重）：蒸红薯100克 控油炒：芥蓝100克+口蘑50克 营养强化：儿童多维片
加餐 （早上10点左右）	低卡零食：脱脂牛奶250毫升
午餐	高蛋白：清蒸猪里脊100克 控油炒：竹笋150克+甜椒100克+金针菇50克 复合碳水（熟重）：杂粮紫薯饭100克
加餐 （下午3点左右）	低卡零食：苹果100克
晚餐	全营养大杂烩：苋菜100克+海带100克+豆皮50克 复合碳水（熟重）：蒸芋头80克

第六日

早餐	优质蛋白：水煮蛋1个 复合碳水（熟重）：蒸土豆100克 控油炒：芹菜100克+香干50克 营养强化：儿童多维片
加餐 （早上10点左右）	低卡零食：西红柿100克
午餐	高蛋白：清蒸龙利鱼120克 控油炒：芥蓝150克+小白菜100克+腐竹50克 复合碳水（熟重）：杂粮南瓜饭100克
加餐 （下午3点左右）	低卡零食：无糖豆浆250毫升
晚餐	全营养大杂烩：茼蒿100克+莲藕100克+香菇50克 复合碳水（熟重）：蒸铁棍山药80克

第七日

早餐	优质蛋白：水煮蛋1个 复合碳水（熟重）：蒸南瓜100克 控油炒：生菜100克+甜椒50克 营养强化：儿童多维片
加餐 （早上10点左右）	低卡零食：脱脂牛奶250毫升
午餐	高蛋白：水煮虾仁120克 控油炒：油麦菜150克+绿豆芽100克+黑木耳50克 复合碳水（熟重）：杂粮玉米饭100克
加餐 （下午3点左右）	低卡零食：猕猴桃100克
晚餐	全营养大杂烩：生菜100克+空心菜100克+腐竹50克 复合碳水（熟重）：蒸红薯80克

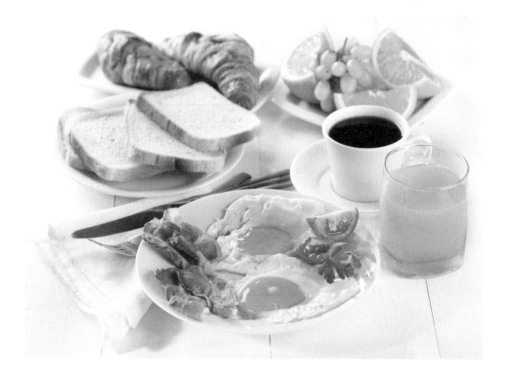

附录二
常见身体活动强度和热量消耗表

活动项目		身体活动强度（MET） （<3 低强度；3~6 中强度； 7~9 高强度；10~11 极高强度）		热量消耗量/ （kcal·标准体重$^{-1}$·10min^{-1}）	
				男（66kg）	女（56kg）
家务活动	整理床、站立	低强度	2	22	18.7
	洗碗、熨烫衣物	低强度	2.3	25.3	21.5
	收拾餐桌、做饭或准备食物	低强度	2.5	27.5	23.3
	擦窗户	低强度	2.8	30.8	26.1
	手洗衣服	中强度	3.3	36.3	30.8
	扫地、扫院子、拖地板、吸尘	中强度	3.5	38.5	32.7
步行	慢速（3km/h）	低强度	2.5	27.5	23.3
	中速（5km/h）	中强度	3.5	38.5	32.7
	快速（5.5~6km/h）	中强度	4	44	37.3
	很快（7km/h）	中强度	4.5	49.5	42
	下楼	中强度	3	33	28
	上楼	高强度	8	88	74.7
	上下楼	中强度	4.5	49.5	42
跑步	走跑结合（慢跑成分不超过 10min）	中强度	6	66	56
	慢跑，一般	高强度	7	77	65.3

活动项目		身体活动强度（MET） （<3 低强度；3~6 中强度； 7~9 高强度；10~11 极高强度）		热量消耗量 / （kcal·标准体重$^{-1}$·10min^{-1}）	
				男（66kg）	女（56kg）
跑步	8km/h，原地	高强度	8	88	74.7
	9km/h	极高强度	10	110	93.3
	跑，上楼	极高强度	15	165	140
自行车	12~16km/h	中强度	4	44	37.3
	16~19km/h	中强度	6	66	56
球类	保龄球	中强度	3	33	28
	高尔夫球	中强度	5	55	47
球类	篮球，一般	中强度	6	66	56
	篮球，比赛	高强度	7	77	65.3
	排球，一般	中强度	3	33	28
	排球，比赛	中强度	4	44	37.3
	乒乓球	中强度	4	44	37.3
	台球	低强度	2.5	27.5	23.3
	网球，一般	中强度	5	55	46.7
	网球，双打	中强度	6	66	56
	网球，单打	高强度	8	88	74.7
	羽毛球，一般	中强度	4.5	49.5	42
	羽毛球，比赛	高强度	7	77	65.3
	足球，一般	高强度	7	77	65.3
	足球，比赛	极高强度	10	110	93.3

续表

活动项目			身体活动强度（MET） (<3 低强度；3~6 中强度； 7~9 高强度；10~11 极高强度)		热量消耗量 / （kcal · 标准体重$^{-1}$ · 10min^{-1}）	
					男（66kg）	女（56kg）
跳绳	慢速		高强度	8	88	74.7
	中速，一般		极高强度	10	110	93.3
	快速		极高强度	12	132	112
舞蹈	慢速		中强度	3	33	28
	中速		中强度	4.5	49.5	42
	快速		中强度	5.5	60.5	51.3
游泳	踩水，中等用力，一般		中强度	4	44	37.3
	爬泳（慢），自由泳，仰泳		高强度	8	88	74.7
	蛙泳，一般速度		极高强度	10	110	93.3
	爬泳（快），蝶泳		极高强度	11	121	102.7
其他活动	瑜珈		中强度	4	44	37.3
	单杠		中强度	5	55	46.7
	俯卧撑		中强度	4.5	49.5	42
	太极拳		中强度	3.5	38.5	32.7
	健身操(轻或中等强度)		中强度	5	55	46.7
	轮滑旱冰		高强度	7	77	65.3

资料来源：《中国居民膳食指南（2022）》，人民卫生出版社，2022。